体心点呼吸法

湧式

大伴由美子

はじめに

私には長い間、乗り越えなければならない課題がありました。「本当の自分を生きる」ということです。母親として、妻として、また社会の一員として、思い通りにならないことは沢山あります。ですが、その中にあっても自分を失わず生きることは出来るはずです。

ところが、私にはどうしてもそれが出来ませんでした。

１９９８年の暮れ、私は新しい自分を生きる決心をしました。これまでの生き方をやめ、最も自分らしいと思える道を歩み始めたのです。それは予想だにしない厳しいものでした。

これまでの人づきあいや生き方を根本から変えたのですから当然といえば当然です。とは言え、その孤独感やつきまとう悔いの念は、その後何年も続きました。

苦しい日々の中で唯一、自分を保つ方法は瞑想と呼吸でした。誰に教わったのでもない、自然に始めたゆっくりとした呼吸です。

一人静かに座り、目を閉じて深くゆっくりとした呼吸をする……。初めは雑念だらけの心の中にやがて静寂が訪れ、落ち着いて物事を捉えられる状態になる……。

私は天と地につながり、大自然のエネルギーを鼻から吸いこみ、苦しみや悲しみ、辛いことを口からゆっくりと吐き出しました。

そうやって自分と向きあう苦しい日々が続いたある日、ふと気付くと、以前には考えられなかったことですが「自分を正直に表現する」ことが出来るようになっていたのです。

これは私にとって驚くほどの変化でした。

大きな安堵感の中で私はゆったりとした呼吸をしながら過去の自分を思い出し、その生き方を思い返し、あの日、あの時のひとこま、ひとこまを思いながら、やっと辿り着いた今を思っていました。そして改めて気付いたのです。私は自分の思い込みにしばられて生きていたのではないだろうか。天と地の大きなエネルギーにつながって呼吸をする中で気付いたことは、

「人生をどのように生きるかは全て自分の掌の中にある」ということでした。

この経験を通して私の中に、自分は勿論のこと他者に対する大きな理解が生まれました。

生きづらいと思っていた人生が、大自然のエネルギーにつながって生きるようになった時、こんなにも自由だったと気付いたのです。

自分らしく生きられないと思っていたのは私の思い込みだったのです。人間が天と地のエネルギーにつながって生きる時、たとえ自分を取りまく環境がどうであれ自分らしく生きることは可能だったのです。

私はその後、ますます積極的に呼吸法に取りくみ始めました。

そんな折り、２００７年に、人間の体の中に最も自分らしく生きる〝しくみ〟があることに気付きました。

それは医師である夫の研究・解明により、より正確なものとなり、人間の大きな理解につながりました。

人が健康であることや、自分の能力を発揮して自分らしく生きることは、全て体の中にそのしくみとしてあったのです。

夫と私はそのしくみが健康回復や各々の人にとって最も自分らしい生き方につながるものであることを知るにつけ、その重要性をより多くの人達に伝えたいと思うようになりました。

夫はこのことを学会で発表し、私は出会った多くの人々にそれを伝えてきました。

２０１１年3月、福島の原発事故を機に日本は未曾有の時代に入りました。人々が落ち着かず、社会が大きく変化を余儀なくされる中で、どんな状況の中にあっても精いっぱい生きていくことの大切さを伝えたいと私は考えるようになりました。

今、このような時代にあって私達が見つけた呼吸法、人間の中の無限の可能性につながる体心点呼吸法を、個人的なものとしてではなく、少しでも多くの人々に伝えたいと思ったのです。

自分がやってきたことが少しでも社会に資するものであるならば、との思いから、この度本書を出版することにいたしました。

出版にあたり貴重な体験を寄稿してくれたインストラクターの各氏に心からお礼を申し上げます。また、より深く、より正確に人間の体と心の関係について教えてくれた夫に限りない感謝を捧げます。

本書は様々な方のご尽力により完成いたしました。中でも地湧社のスタッフの皆様、とりわけ専務・増田圭一郎様の御助力に心からお礼を申し上げます。

平成25年5月29日
梅雨の晴れ間に　泡瀬にて　大伴由美子

目次

第3章　湧式呼吸法に出会って・インストラクター体験談――57

第4章　体心点呼吸法の向かうところ　大伴正総――95

第1章　体心点呼吸法とは

脳と臓器を活性化させる体心点の発見

高速で回っている独楽《こま》は、止まって見えます。それは中心軸がしっかりしているからです。回転が鈍くなるにつれて独楽の中心はずれ始め、やがて回転が止まります。

何があってもぶれない自分をつくるには、まずはぶれない体をつくることです。それならば、体もしっかり回る独楽の状態のようにして、中心軸をつくればいいのではないか、このように考えていた中で発見したのが「体心点」でした。

2007年、私は統合予防指導士の資格を習得するためハワイ大学に行く機会がありました。私はそれまでは合唱団を指導したり、呼吸法をしたり、絵を描いたりしていましたが、その年に還暦を迎えた私は、この機会を利用して自分の限界に挑戦することにしました。私の限界はどこだろう、私には何ができるのか、それを試すいいチャンスだと思ったのです。私が挑戦しようと決めたのは、人と話さない、食べ物を摂らない、つまり私が大好きなこと二つを絶つことでした。2週間ほどが経ち、私は食べない、話さないを続けているのに、体は軽くて心穏やかで、それまで体験したことのないくらい気持ちのいい状態が続いていました。

なぜこんなに気持ちがいいのか、今までの日常と何が変わったのだろうと考えてみて、毎日動いていることだと気付きました。滞在中、私は朝5時から瞑想して、すぐ外に出て歩き出し、夕方帰ってくる、というふうに動き回っていました。つまり、体を動かしているということが、実は心身にとってとても大切だったことに気がついたのです。

私は長年、瞑想や呼吸法は続けていたものの、体にそれほど注意を払ったことがなかったことを自覚し、今まであまり意識を向けていなかった自分の体に意識を向けてみることにしました。

私はそれまでの瞑想や呼吸法の経験をとおして、私たちはみんな天と地につながって生きる存在であり、天の気と地の気を十分受け取れる状態になれば、最高の自己実現ができること、思いもしない能力が発揮されることを体験的に知っていました。その天と地の気を取り込むところは体の中心です。私はこの、人の無限の可能性を引き出す鍵となる、体の中心を活性化する動きを見つけられないだろうかと、ノートをとりながら、手足を動かしながら、来る日も来る日もホテルの部屋に閉じこもり、探し始めました。

一ヶ月半後、私は沖縄に戻りました。食べない生活を続けていましたが、あまり痩せることもなく、また化粧もせずに毎日外を歩いていたのに、それほど日焼けもしていませんでした。

自分がしてきたことを医師である夫に告げて体を診断してもらうと、記憶や判断力、そして学習に関わる海馬の働きを示すアセチルコリン値や、正常な細胞の分裂能力を示すテロメア値が随分と高くなっていました。つまり心身ともに非常に活性化された状態であったことが医学的に証明されたのです。

驚く夫に、私は「体の中に、そこさえ活性化させれば元気になる中心点を見つけた」と話しました。その後、この中心点を活性化させる呼吸法とボディワークを実践した人々にも同様の測定結果が現れ、私はそれが本当に体にいいことを確信しました。

この体の中心点は、恥骨の少し上にあり、体の表面ではなく骨盤の中心部、奥にあります。そこは現代医学でも東洋医学でも名前のついていない場所で、臓器もなければツボでも丹田でもない場所です。

夫と私は、ここが「そこさえ活性化させれば体も心も整えられ、脳と臓器が活性化される」体の一点であることから、この一点を「体心点《たいしんてん》」と名付けました。

体心点呼吸法とは

この体心点を活性化させる体心点呼吸法は、ボディワークを伴う呼吸法です。やや激しい動作をとおして体の中心軸をつくり、体のすみずみまで手入れをしながら体を整える「動のワーク」と、決して頑張らない、ゆったりして気持ちのよい、老若男女誰にでもできる「静のワーク」とがあります。（具体的な呼吸法については第2章を参照）

どちらのワークも、動作の後、つまり息を吐き切った後には必ず体心点を締めます。仮に動作が難しくて呼吸がうまくできなかったり、怪我や病気で物理的に体心点を締めることができなかったりしても、「体心点を締める」という意識を持って行うだけで驚くほどの効果があります。私は「体心点を締める」方法を、「会陰（生殖器と肛門の間）と肛門を同時に締める」と表現していますが、その際に体心点の位置を頭の中にしっかりとイメージして行うことがとても大切です。従って、正確な体心点の位置を掴むためには、直接指導を受けられることをおすすめします。

パンツがユルユルになった！

体心点活性化による効果に気付いたのは、この呼吸法のクラスを受けた参加者のはいていたパンツがその場でユルユルになったことからでした。それまでも、以前から教えている呼吸法やボディワークでさまざまな心身への効果は現れていましたが、その場で腰回りが細くなったのは初めてのことでした。「瞬間痩身術」と呼ぶ人もいたほどで、その後も同じワークを教えた人たちが必ずといっていいほど、目に見えるように体型が変わることに気付きました。腰回りが細くなるだけでなく、胴が引き締まると同時に下腹部も締まってきます。女性の場合は、胸とおへその間のふくらみが取れていきます。お尻が締まったり、バストが上がったり、「内臓の位置が変わる」という人もいました。私の場合は、足首と手首が細くなりました。外見としては体が細くなりますが、体重そのものが落ちるということではなく体形が変わっていくので、元に戻ることもありません。

また、体心点を締めると、そこから上方に伸びる、いわば〝エネルギー線〟上にある、脳幹部の橋《きょう》にある神経核「青斑核《せいはんかく》」が刺激されます。この青斑核の活性化を媒介として脳全体、全身の活性化が促されるしくみになっていると考えられます。

「イライラせずに穏やかになった」「パートナーと仲良くなった」「集中力が高まった」など、ワークによる精神面での変化は、脳のはたらきが活性化することから説明ができます。また、脳が刺激されると内臓が活発にはたらくようになるため、エネルギーが効率よく消費されるために体が締まるようになるのです。

体心点の活性化がもたらすものは、健康回復だけではありません。それは、自分につろぎ安心し、最も自分らしく、最大に自己実現して生きるための鍵が、私たち人間の体の中にあるということを私たちに思い出させてくれるものです。

天と地につながる呼吸法

少し話はさかのぼりますが、私は体心点に出逢う前から、いくつかの不思議な出来事をきっかけに呼吸法の探求をしていました（詳しくは『自分へと続く道』をお読みください）。自分なりの瞑想と呼吸を続けていると、健康になり、心も穏やかになりました。すると周りの人たちから呼吸法を教えて欲しいと言われるようになり、私は自分の呼吸を分かりやすい形に体系化し、それを「リズム呼吸法」と呼んで人々に教え始めました。

4・8というリズムで静かに繰り返す呼吸をずっと続けていると、瞑想状態に入ります（リズム呼吸）。そこから、ゆっくりとできるだけ長く吸って、できるだけ長く吐く（長息）。吐くときは、ろうそくの炎を消さないくらいの息です。これがうまくいくと、やがて三昧《ざんまい》の境地に入ります。このリズム呼吸と長息による一連の呼吸を「瞑想呼吸」と名付けました。

それまで無意識にしていた呼吸を意識して丁寧にするようになると、実際に病気や人生の中で苦しんでいた人たちが確実に変わり、元気になっていきました。本人の意識が変わると、当然ながらおのずとその人の世界観は変わり、生活も変化します。大自然に繋がること、天と地に繋がり深く呼吸をすることが、諦めかけていた人生を力強いものに変えていく力を持つことを、私は何人もの方々の体験をとおして確信しました。

この「瞑想呼吸法」を続ける中で、さらに体にも意識を向けるようになり、体の中心軸を探り始めて発見したのが前述の「体心点」であり、「体心点呼吸法」でした。

私は、それまで教えていた「瞑想呼吸法」と、それに「動」と「静」のボディワークを連動させた「体心点呼吸法」をまとめて「湧《ゆう》式呼吸法」と名付けました（26ページ図参照）。

最初は小さな教室や勉強会から始まったこの呼吸法でしたが、心身に不調を抱えるさまざまな方に効果を発揮し、ワークショップを重ねるうちに口コミで広がり、現在では沖縄をはじめ全国各地でワークショップを開催し、インストラクター養成講座も行っています。インストラクターは全国に十数人おり、アメリカにもインストラクターが誕生しています。

無限の可能性を引き出す「湧式呼吸法」

「この呼吸で最も大切にしていることは、天と地に繋がることです。天と地に繋がることによって、日常の個人の能力を超えた大きな力がその人をとおして働きます。」

これは湧式呼吸法を人に伝えるときに、私が口癖のように言っていることです。天と地のエネルギーを十分に吸い込み、吐く息と共に病気や不安を吐き出す、そうすることにより大自然のエネルギーが体中に満たされ、その人の無限の可能性が引き出される…これは私の体験から生まれた言葉です。

私たちは誰もが、天と地の恵みを受けて生きています。たとえその人が意識していなくても、生きているということは天と地に繋がって大自然の中に生きていることに他なりません。自分にこだわらず、小さな枠の中で生きることなく、天と地という大きな流れの中に身を置いて生きる意識を持つとき、私たちは新しい自分に出逢うことができます。

ただ、呼吸をすることはあまりにも当たり前で自然なため、生きること自体で無意識のうちに天と地のエネルギーを受けていることを私たちは忘れてしまいがちです。もしそのことに気付き、あらためて意識して呼吸することができれば、私たちの体は大きく変化します。

体と心はひとつです。体が変われば意識が変わり、意識が変われば生き方が変わり、生き方が変われば人生が変わる。天と地のエネルギーは目には見えませんが、その中にこそ大切な生きる力がひそんでいます。

この呼吸法をとおして一人でも多くの方が、その意識を絶やさずに持ち続けること、つまり意識を連続させることによって湧式呼吸法を日常生活に生かし、ひいては安定した最も自分らしい生き方を掴んでくださることを願っています。

すべての人が、天と地のエネルギーによって生かされていることを知り、そのことに畏怖の念を持ちながら一度限りの人生を自分らしく豊かに生きられますように。

湧式呼吸法の原理

「湧式呼吸法で最も大切にしていることは天と地に繋がることです。天と地に繋がることによって日常の個人の能力を超えた大きな力がその人を通して働きます」

ロゴはこの文言を表しています。私達は誰も皆、意識するしないにかかわらず天と地に繋がって生きています。太陽や月や星々の恵みを受けない人はいませんし、誰もが呼吸をして生きています。天と地の気を吸って生きているのです。私達があらためてそのことに気付き呼吸をするならば、私達の人生は今までとは違うものになります。

私達が天と地の気（大自然のエネルギー）の恩恵を受けて生きていることに気付き、自分にこだわらず天と地に自分を解放して意識的に呼吸をするならば、私達の健康はもとより、人間としての能力は自分の想像以上のものであることに気付きます。

これまで無意識にしていた呼吸を意識して変えるならば、日常の自分を超えた能力が自分にあることを体験します。そのことによって自分の中に無限の可能性があることに気付くはずです。

湧式呼吸法は私達一人ひとりの中に無限の可能性が秘められていることを伝えています。

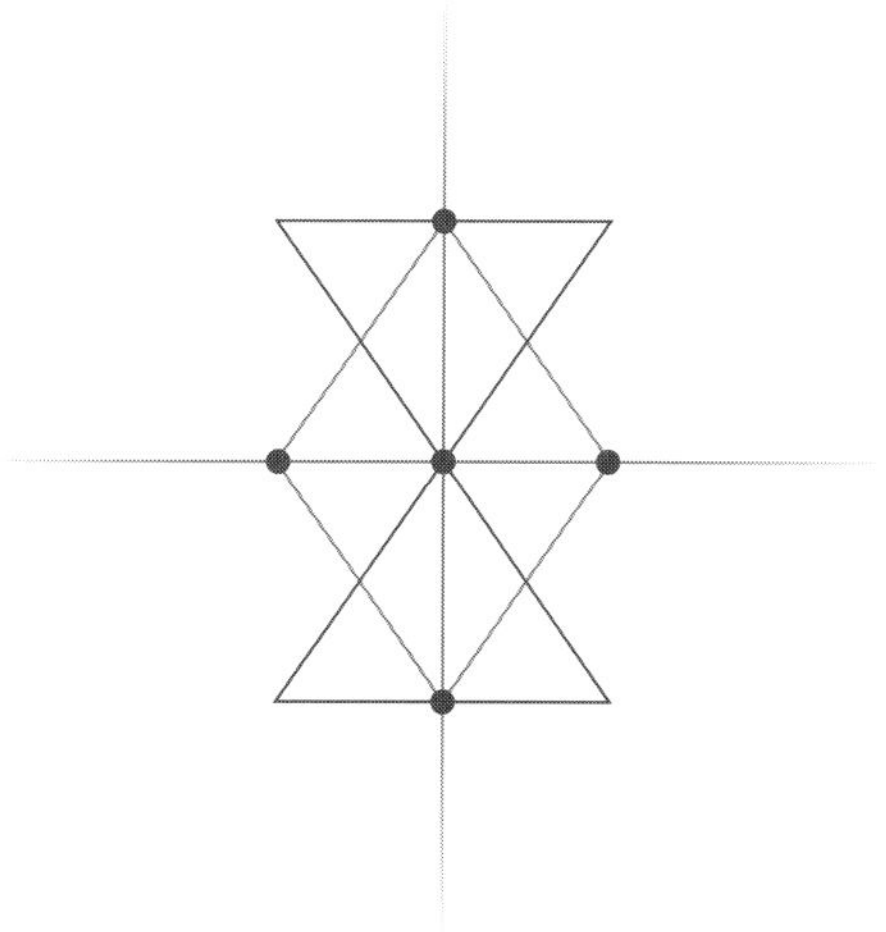

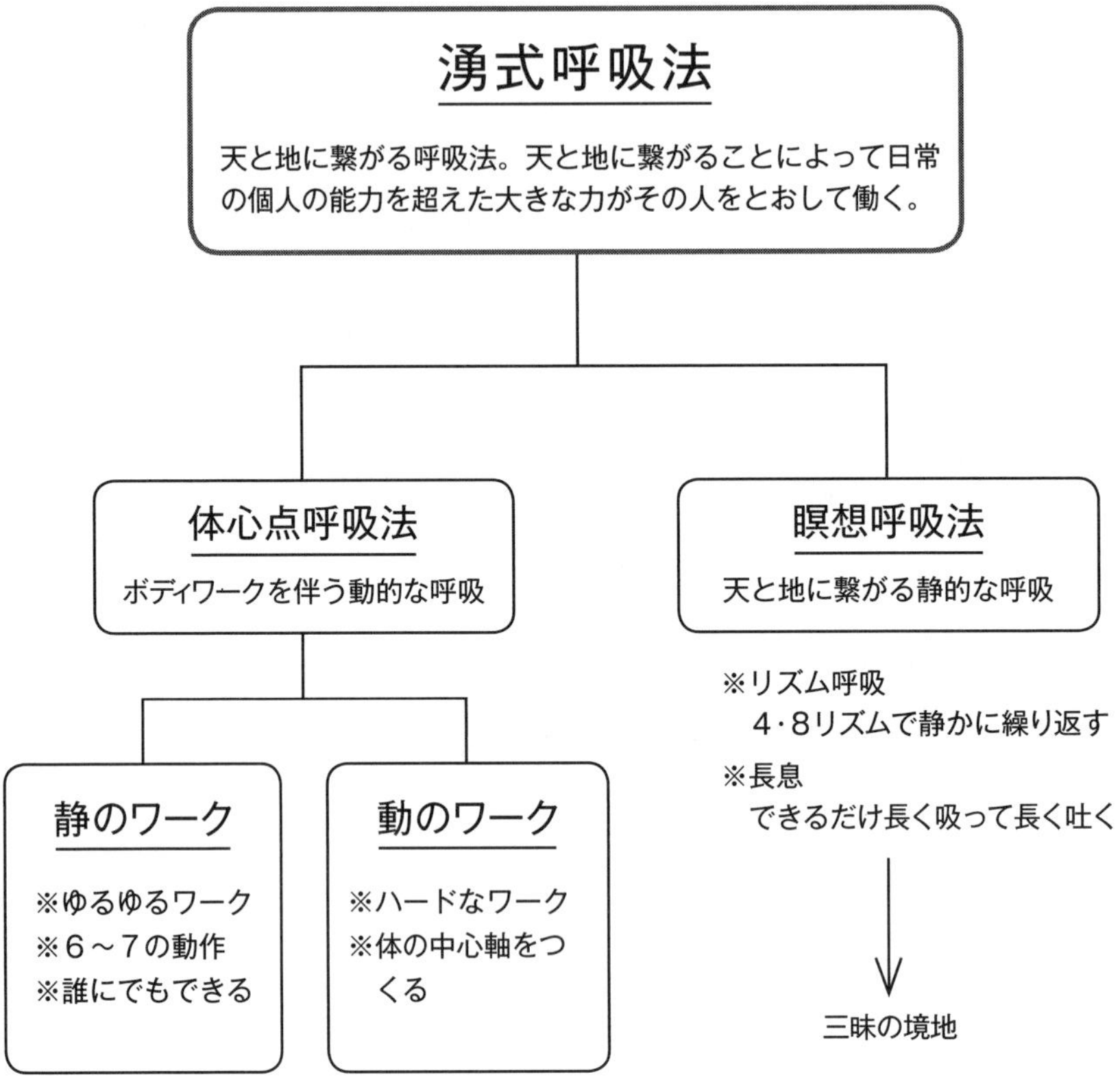
湧式呼吸法
天と地に繋がる呼吸法。天と地に繋がることによって日常の個人の能力を超えた大きな力がその人をとおして働く。
体心点呼吸法
ボディワークを伴う動的な呼吸
瞑想呼吸法
天と地に繋がる静的な呼吸
静のワーク
※ゆるゆるワーク
※６～７の動作
※誰にでもできる
動のワーク
※ハードなワーク
※体の中心軸をつくる
※リズム呼吸
４・８リズムで静かに繰り返す
※長息
できるだけ長く吸って長く吐く
三昧の境地

第2章

体心点ワーク実践篇

動のワーク

動作は吐く息と共に行います。

すべての動作において、息を吐き切ったら体心点を締めます。次に息を吸う時は体心点を緩めて下さい。体心点を緩めますと勝手に息が入ってきます。

肛門と会陰を同時に締めることを「体心点を締める」と言います。

会陰は肛門と生殖器の間です。会陰を締めるというのは、女性は膣を締める感じ、男性はおしっこを切るときのような感じです。

体心点の活性化は脳幹部の橋《きょう》にある青斑核《せいはんかく》を活性化し、体全体の活性化を促します。

〔1〕 ワークを始める前に、まず、天と地の繋がり意識を整えます。

① 両膝を立てて座り、両腕で膝を抱えます。

② 息を吸い、吐きながら背中を丸めます。

③ 吸いながら背中をまっすぐ元に戻し、吐きながら背筋を反るように伸ばします。

④ 吸いながら背中をまっすぐ元に戻し、吐きながら両手を膝に置きます。手の平で膝をしっかり取って体心点を締めます。

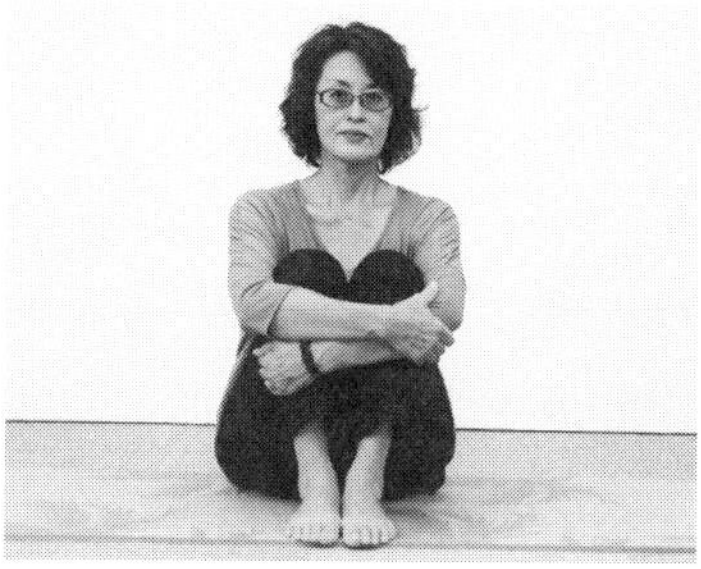

①

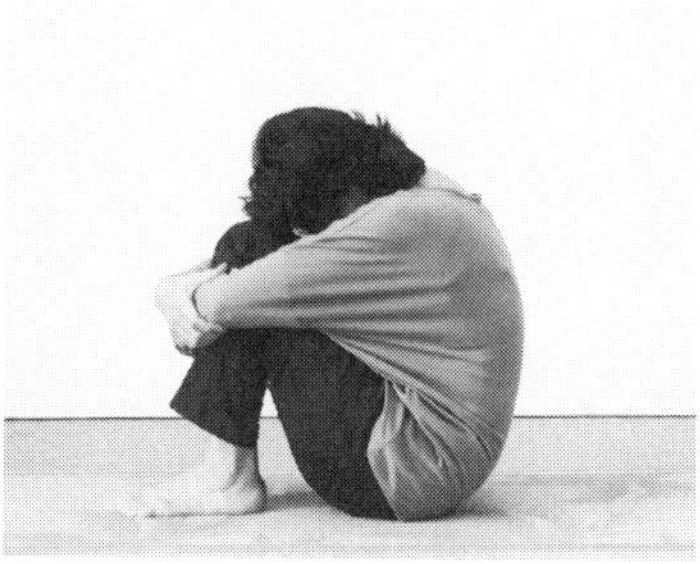

②

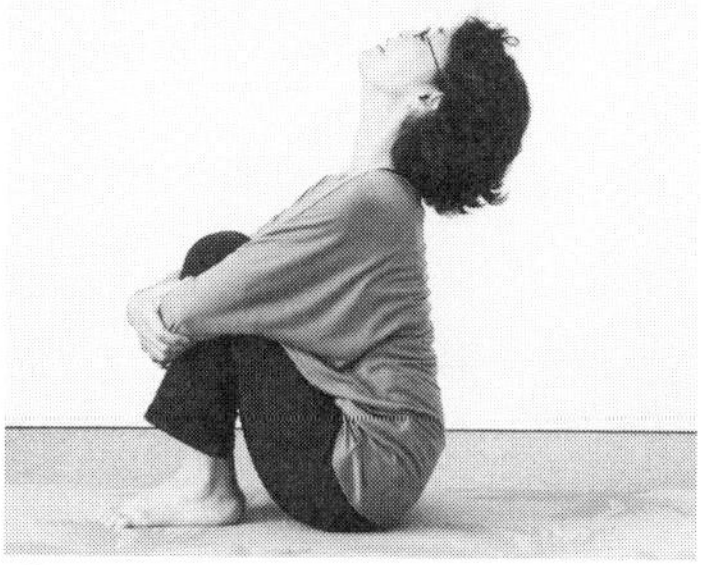

③

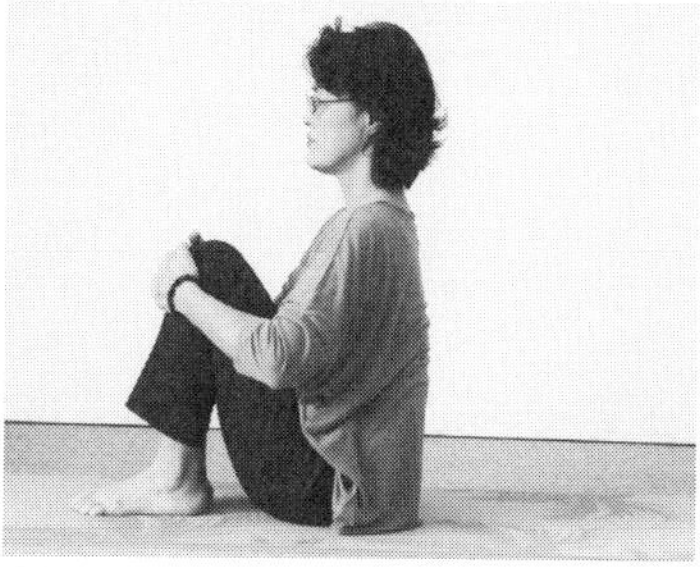

④

[2]

体心点を緩めて息を吸って・・・

⑤ 吐きながら背中を丸め、肘を伸ばしていきます。肘はゆっくりと伸ばし腰に負担をかけないために背中は丸めたまま行います。足は床から離れないように、しっかり床につけて行います。肘が伸び切った時、吐く息が終わるようにゆっくり吐いて下さい。

⑥ 吐き切ったら体心点を締めます。つま先は床につけたまま踵だけ上げます。両手でしっかり両膝を持って背中は丸めたまま上半身を支えて下さい。

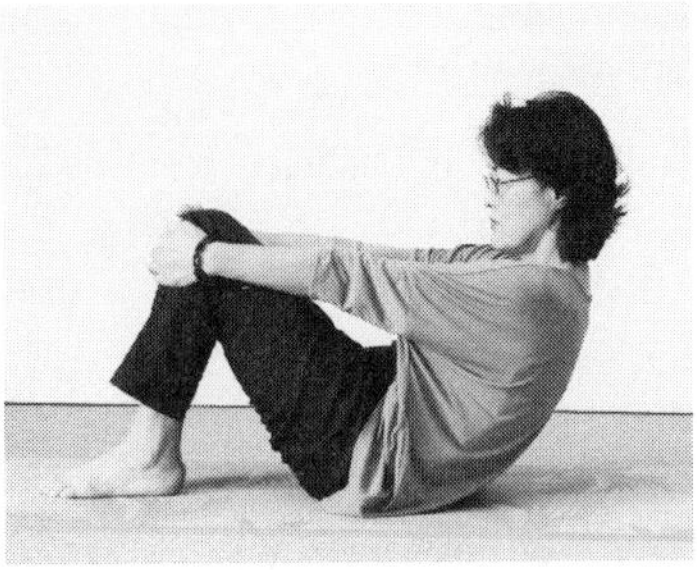

⑤

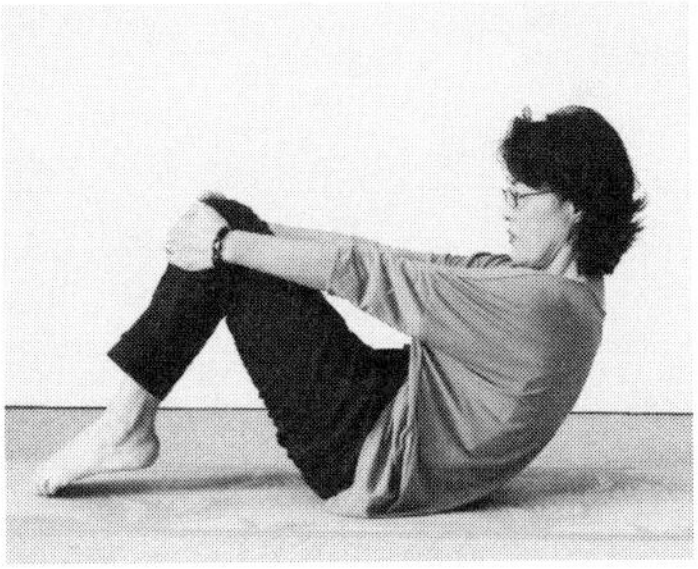

⑥

［3］
体心点を緩めて息を吸って・・・
⑦ 吐きながら上半身を後ろに倒していきます。
⑧ 肘は伸ばしたままで、両手で両膝を取り、背中は丸めたまま後ろにゆっくりと倒れていきます。背骨の一本一本が順番に床に着くような感じで行うと効果的です。息を吐き切ったら体心点を締めます。

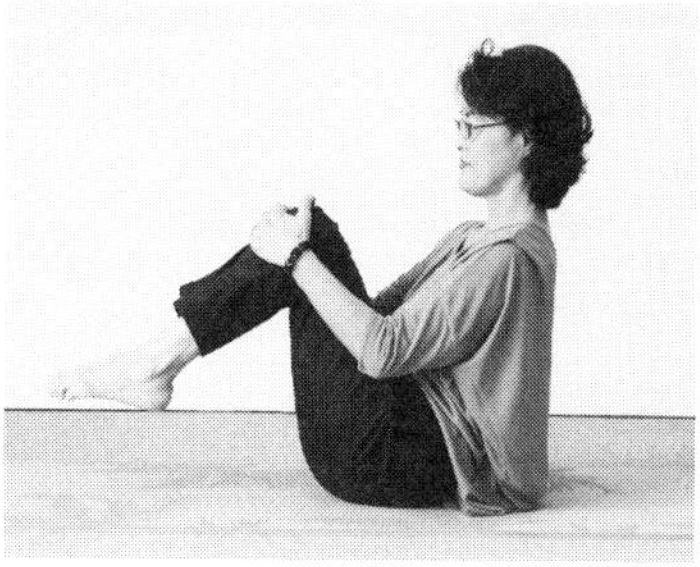
⑦

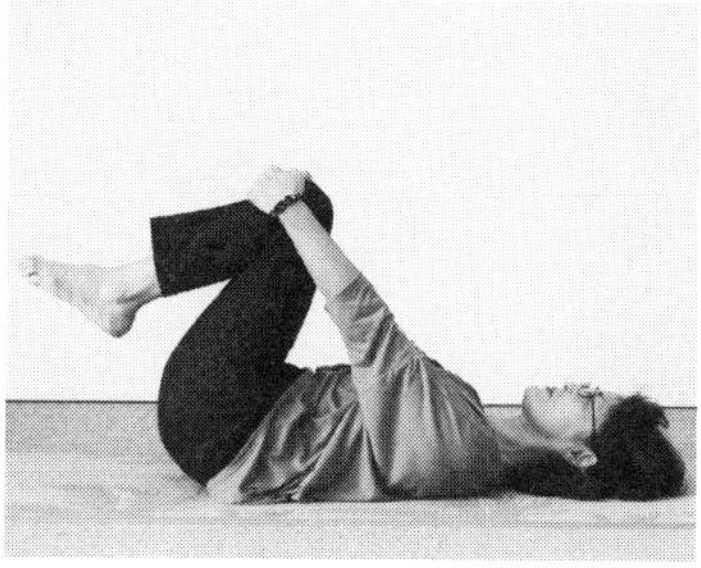
⑧

【4】
体心点を緩めて息を吸って・・・

⑨ 吐きながらゆっくりと膝を胸に引き寄せ両腕でしっかり抱えます。
息を吐き切ったら体心点を締めます。

【5】
体心点を緩めて息を吸って・・・

⑩ 強く吐き出しながら両膝を胸に押しつけます。息を吐き切ったら体心点を締めます。

〔4〕～〔5〕の動作を三回行います。体心点をしっかり締めることを忘れないで下さい。

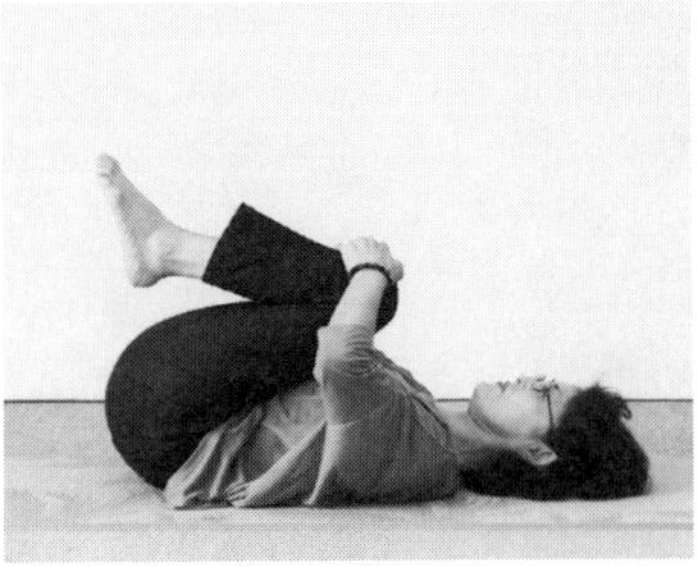
⑨

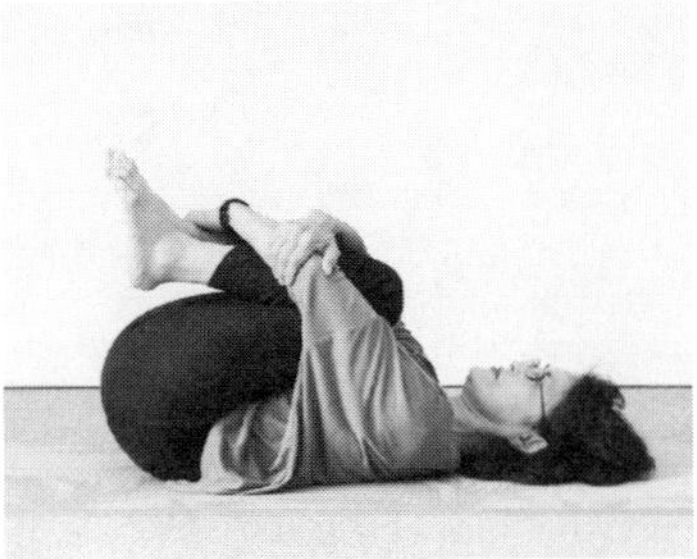
⑩

6

⑪ 改めて、両膝をしっかり抱えます。

⑫ 両膝または両足を抱えたまま息を吸い、吐きながら体を左側に横転します。数を一から十まで数えながらゆっくり行うと体に中心軸がつくられます。ゆっくり行うこと、頭を床につけたまま腹筋や腰を使わずに膝を抱えて丸くなったまま行うことが大切です。
息を吐き切った時、体が左側の床にくっつくほど横転をしっかり行って体心点を締めます。

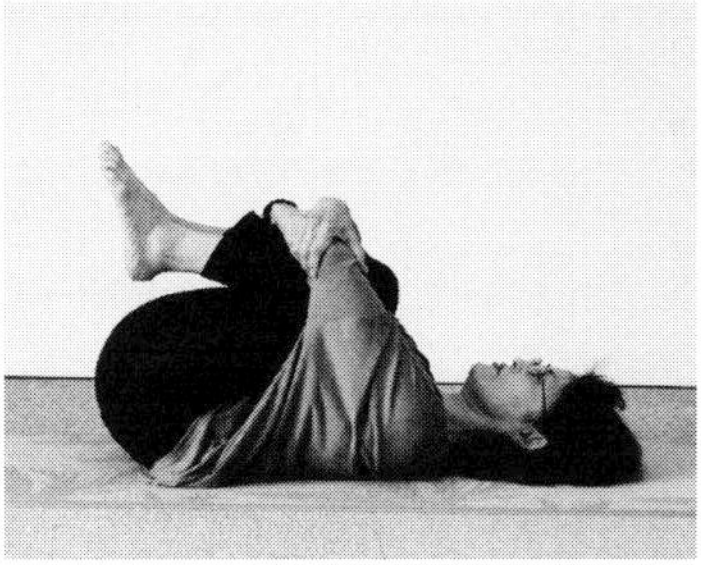
⑪

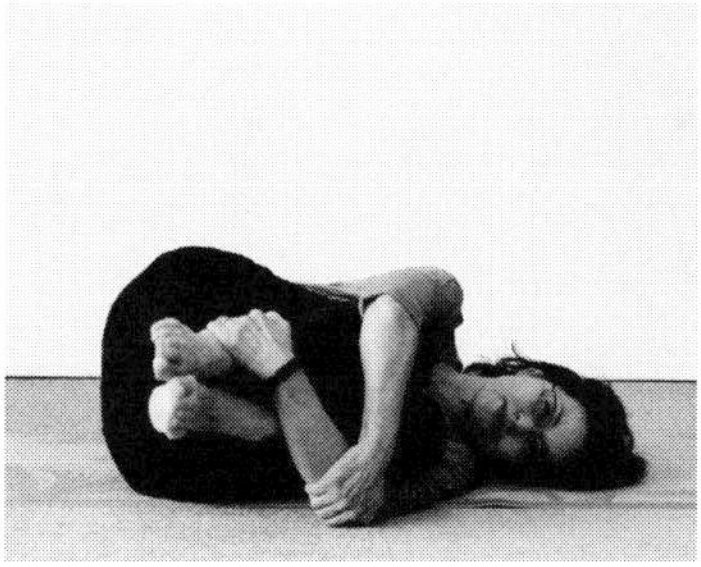
⑫

【7】

体心点を緩めて息を吸って・・・

⑬ 吐きながら左側に横転させた体を、腹筋や腰を使わずに頭は床につけたまま両膝または両足を抱え、丸くなったまま正面に戻します。

⑭ 次に同じように体を右側に横転し、息を吐き切った時、体が右側の床にくっつくほど横転をしっかり行って体心点を締めます。

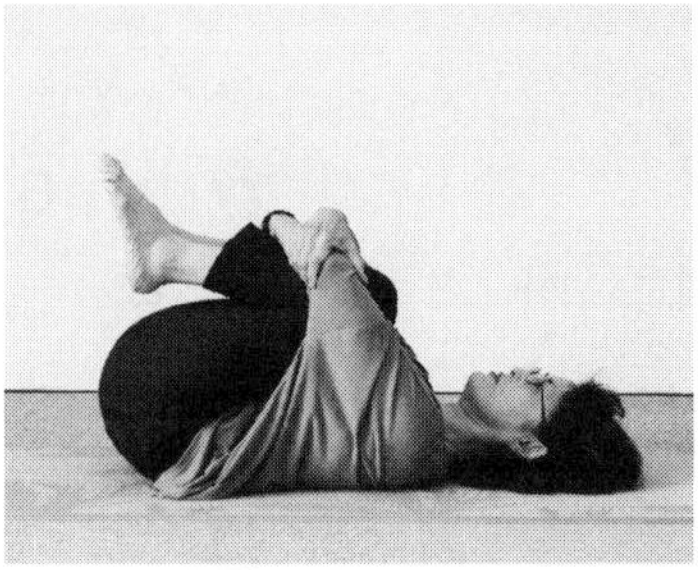
⑬

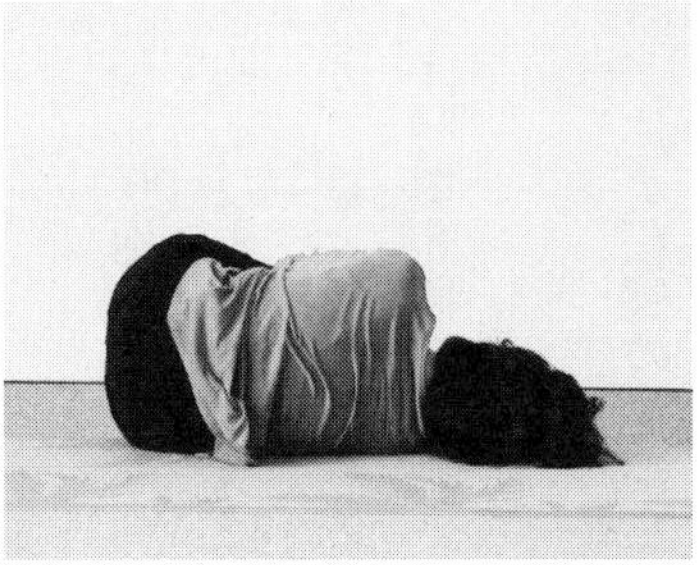
⑭

［6］と［7］の動作を左右三回ずつ行います。たっぷりと時間をかけて吐く息と共に行います。そのためには体心点を緩めた時に息を深くたっぷり吸うことがコツです。

[8]

体心点を緩めて息を吸って・・・

⑮ 吐きながら頭を上げてさらに丸く小さくなります。小さく丸くなればなるほど、体には求心力があるということです。求心力がある体は若いといえます。

⑯ 息を吐き切ったら体心点を締めて、そのまま手を膝にもどして肘を伸ばします。

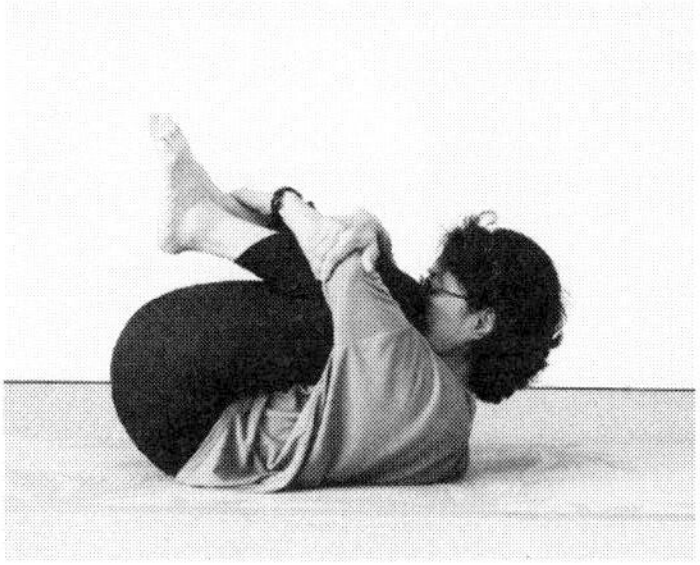

⑮

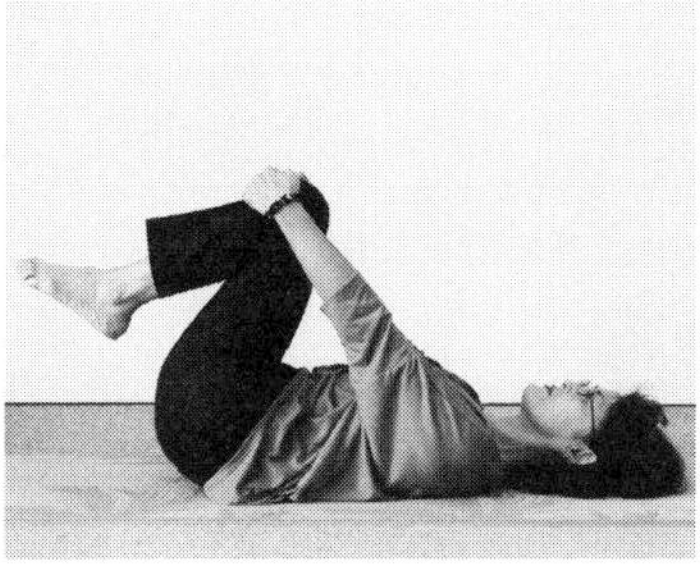

⑯

9

体心点を緩めて息を吸って・・・

⑰ 吐きながら両足を揃え、ゆっくりとつま先を上に伸ばしていきます。

⑱ 寝ている上半身に対して直角になるようにつま先、膝を伸ばしたら、

⑲ 踵をつきだして両足親指を両手人差し指と親指で掴み取ります。

吐き切ったら体心点を締めます。

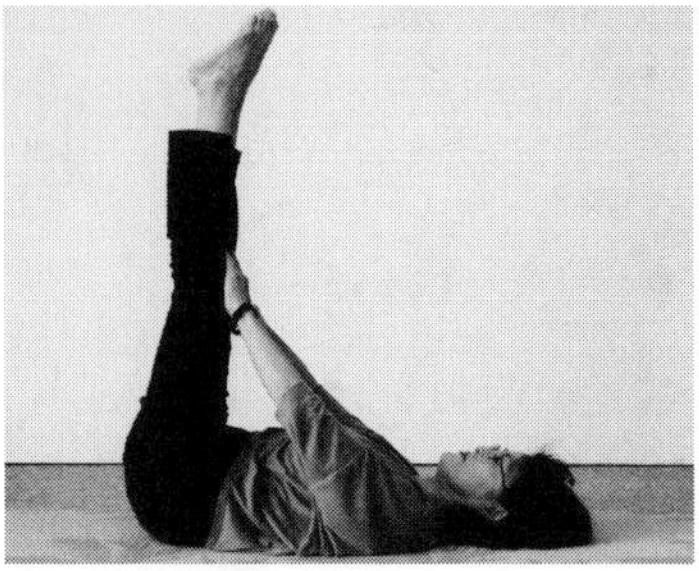
⑰

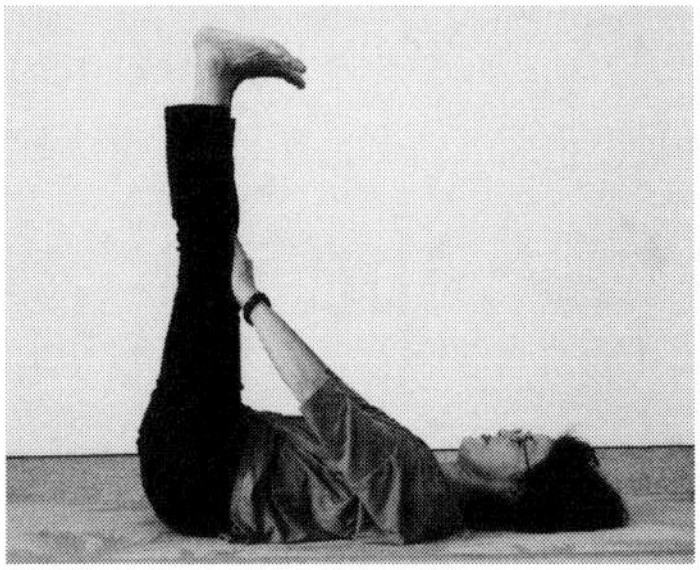
⑱

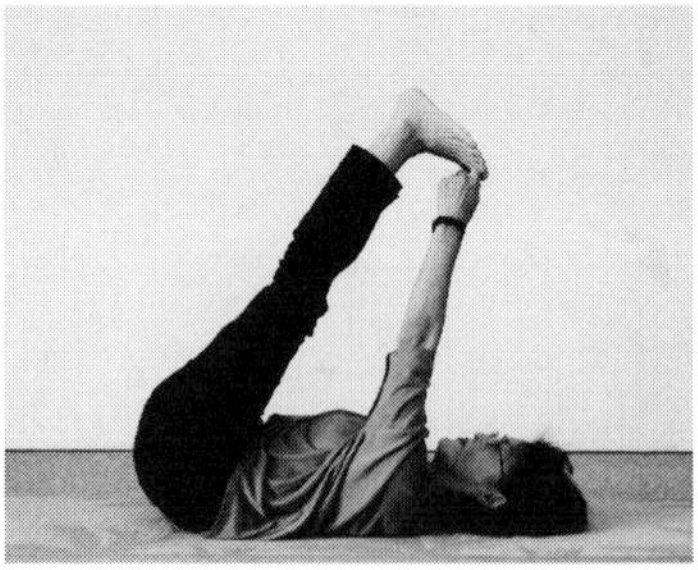
⑲

10

体心点を緩めて息を吸って・・・

⑳ 吐きながら両足を顔のところまで持ってきます。両膝は曲げないように、体を二つに折り曲げるつもりで行います。息を吐き切ったら体心点を締めます。

㉑ 体心点を緩めて息を吸いながら両足を戻します。

この動作を二回行います。

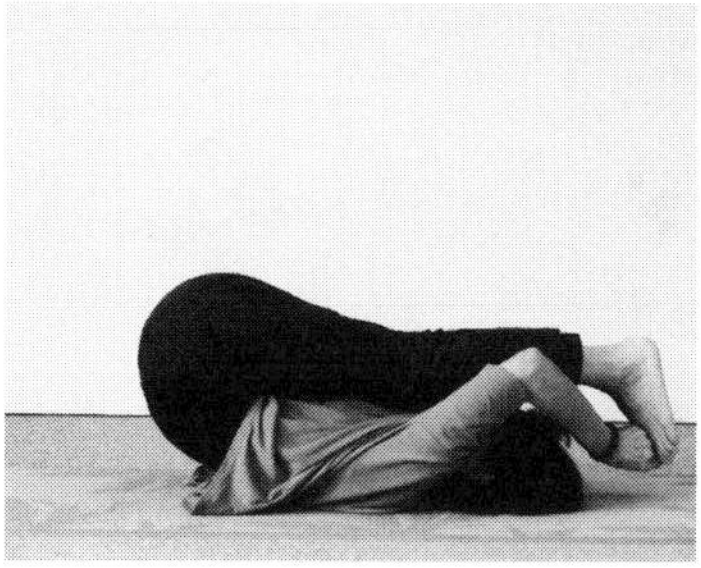

⑳

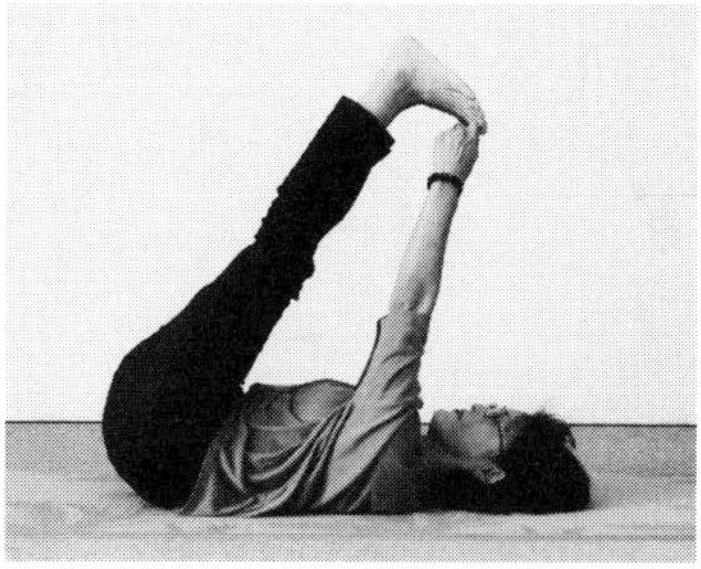

㉑

11

体心点を緩めて息を吸って・・・

㉒ 吐きながら両足親指を両手人差し指と親指で掴み、両足を頭の向こうの床まで引き上げます。

㉓ 息を吸って、吐きながら両手の人差し指と親指で掴んでいた足の指をはずし、両足を揃えたまま上にあげ、そのまましばらく静止した後、

㉔ 息を吸って吐きながら足を床に平行になるようにおろします。

㉕ その後、足を床におろし、足指を両手人差し指と親指で摑み取ります。
吐き切ったら体心点を締めます。

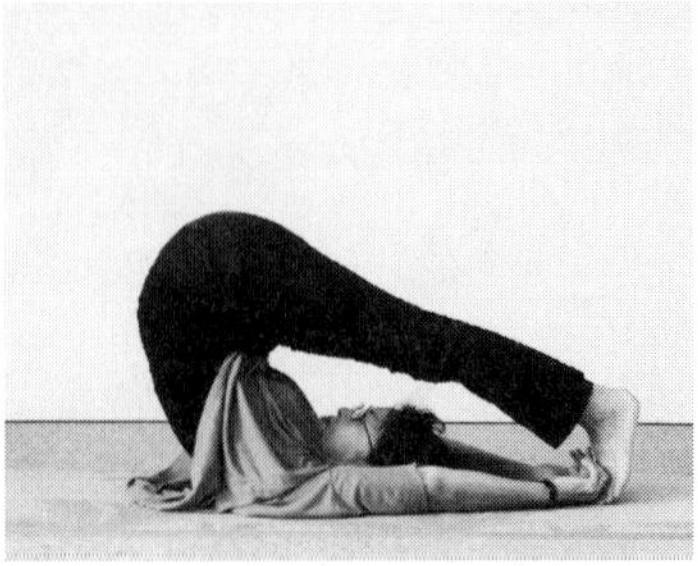
㉒

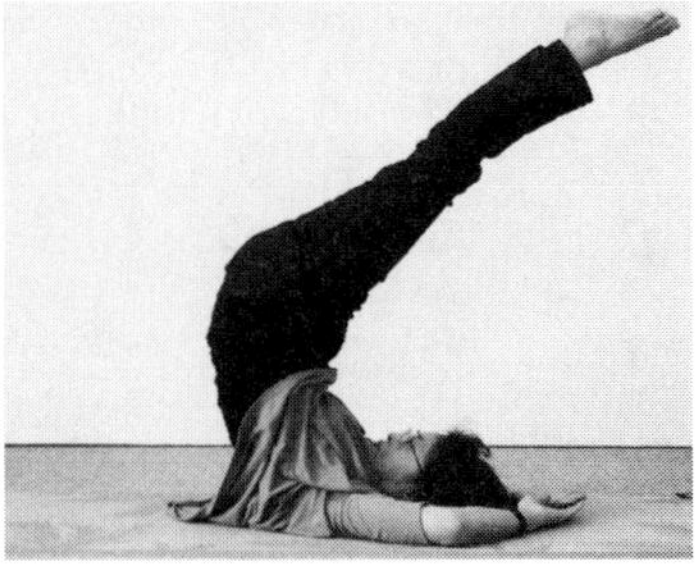
㉓

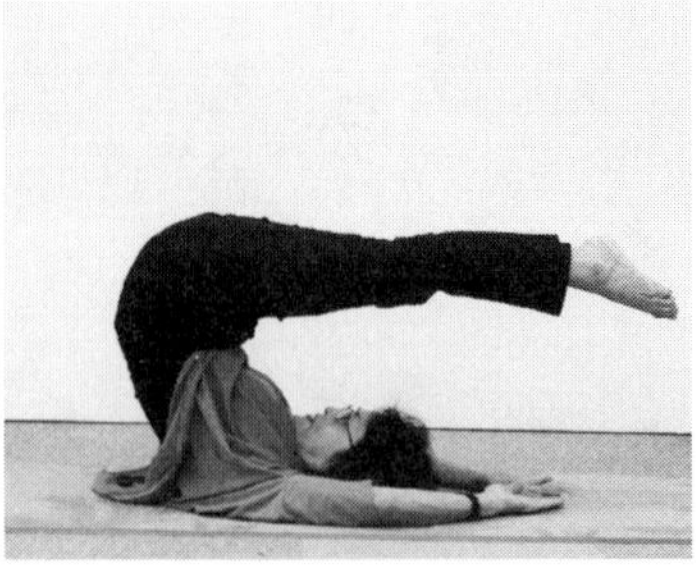
㉔

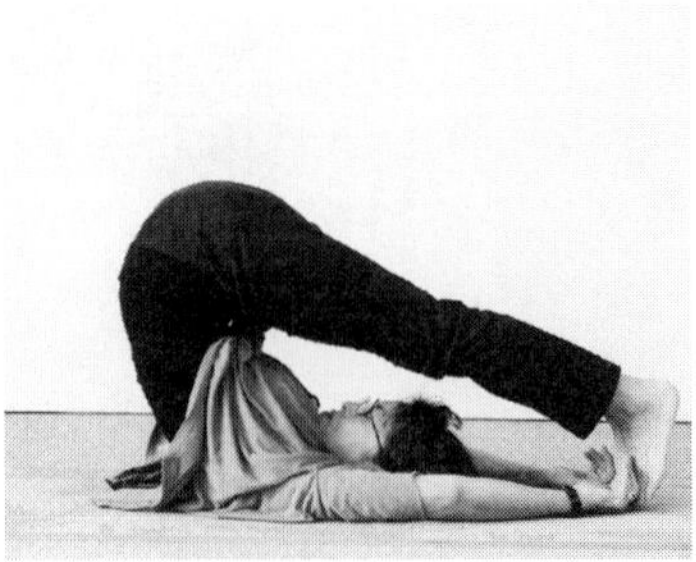
㉕

12

体心点を緩めて息を吸って・・・

㉖ 吐きながら上がっていたお尻を床におろし、両足を膝から曲げ、両手を膝に置きます。

㉗ そして肘を伸ばします。

吐き切ったら体心点を締めます。

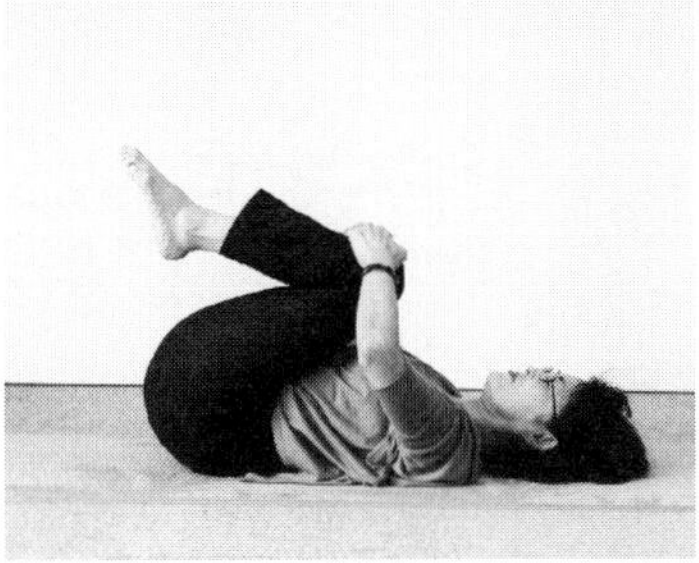

㉖

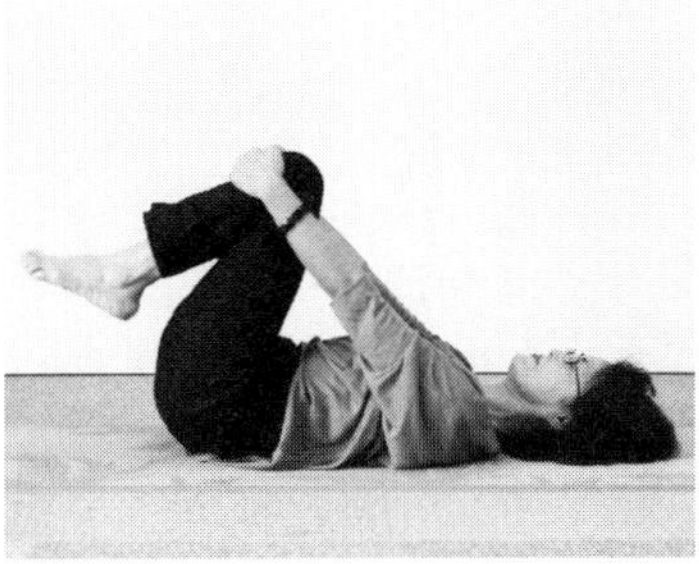

㉗

13

体心点を緩めて息を吸って・・・

㉘ 吸いながら両膝を一度胸に引き寄せ、

㉙ それから吐きながら肘を伸ばして膝を元の位置に伸ばし、そのまま足先を前へ前へと出していきます。

㉚ 寝ている上半身の顎が上がり、足が前に出るにつれ少しずつ上半身が起き上がり、

㉛ そのまま両足に引っ張られるように背中を丸めたまま起き上がってきます。ワークの［3］を逆に行うような形ですが、この時も腹筋や腰を使わないように背中を丸めて行うことが大切です。

㉜ 起き上がったら腰に当てていた手を膝の後ろに当て、両膝からつま先までを床に平行に上げ、背筋は伸ばします。上半身と上げた足のバランスをとり安定する姿勢になるまで時間をかけて下さい。

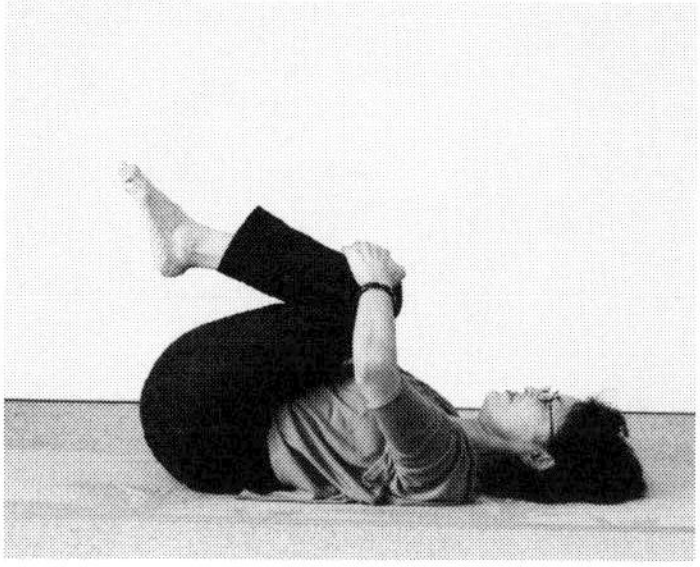

㉘

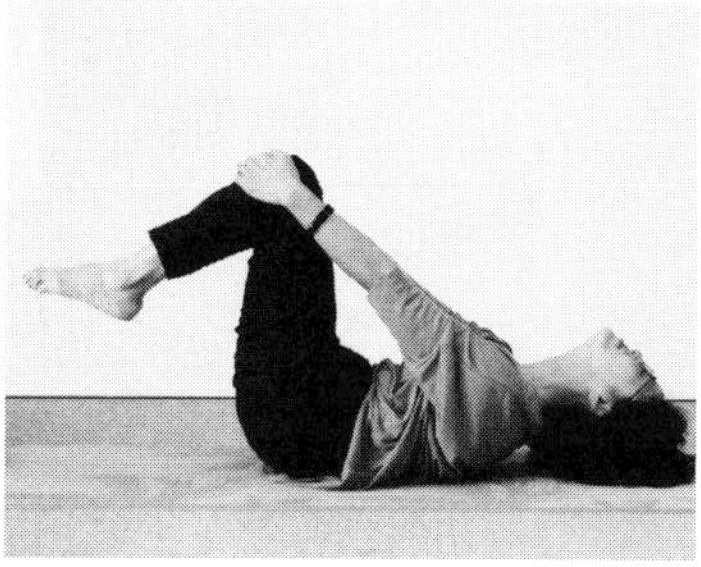

㉙

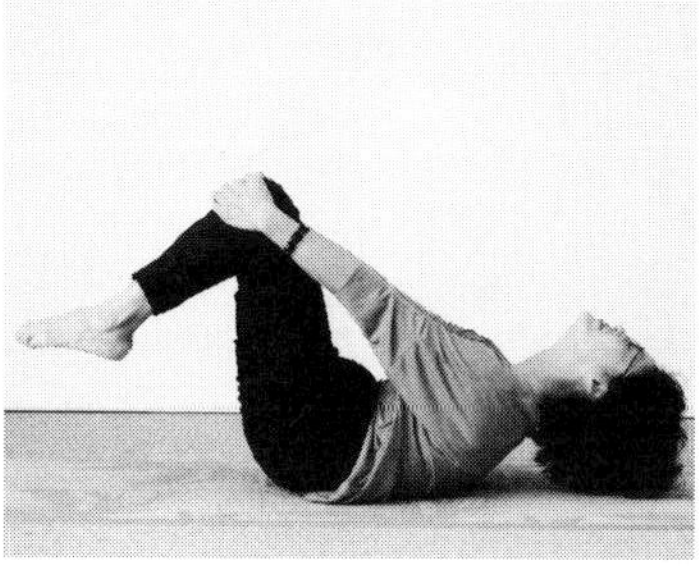

㉚

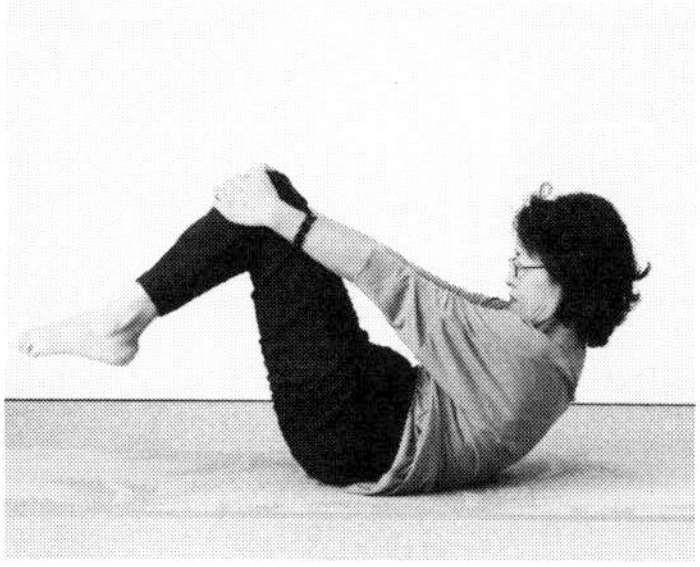

㉛

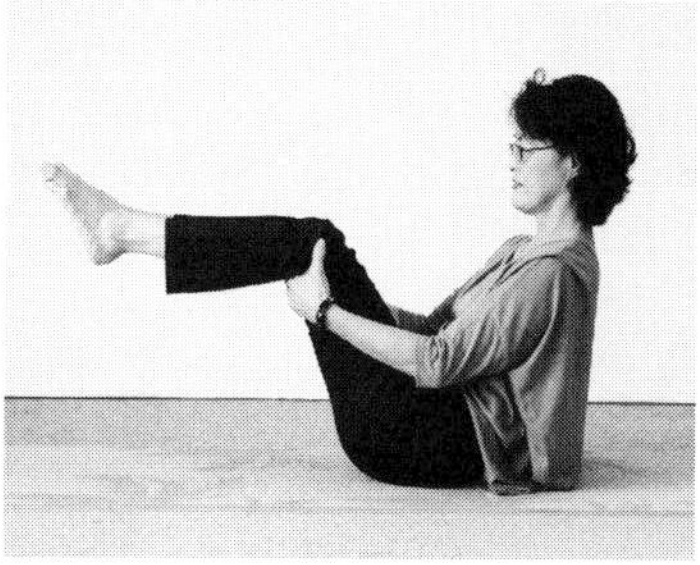

㉜

14

体心点を緩めて深く大きく息を吸って・・・

㉝・㉞　吐きながら両膝からつま先まできちっと伸ばしたまま、交互に上下運動します。
これをを五十回行います。

㉟　両足を揃えて床に降ろし、膝を両腕で抱えて息を吸い、吐く息と共に全身を緩めます。

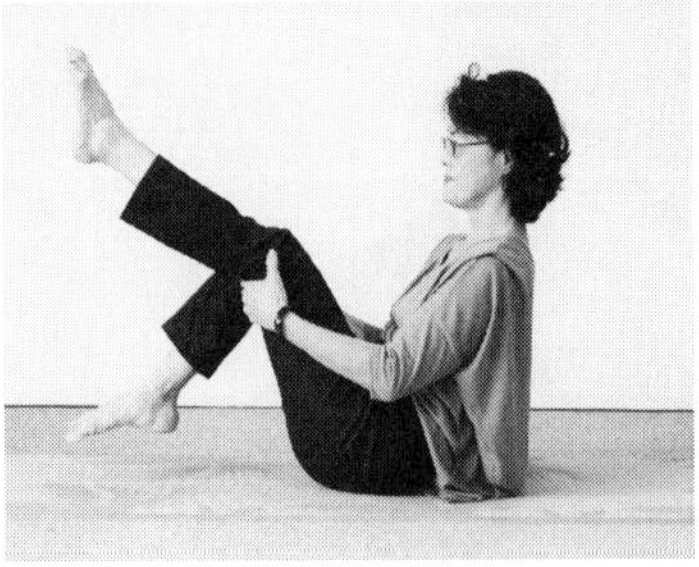
㉝

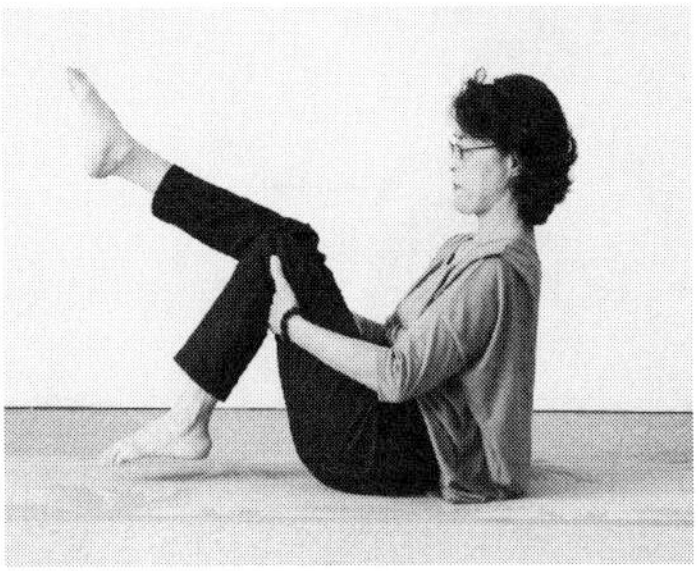
㉞

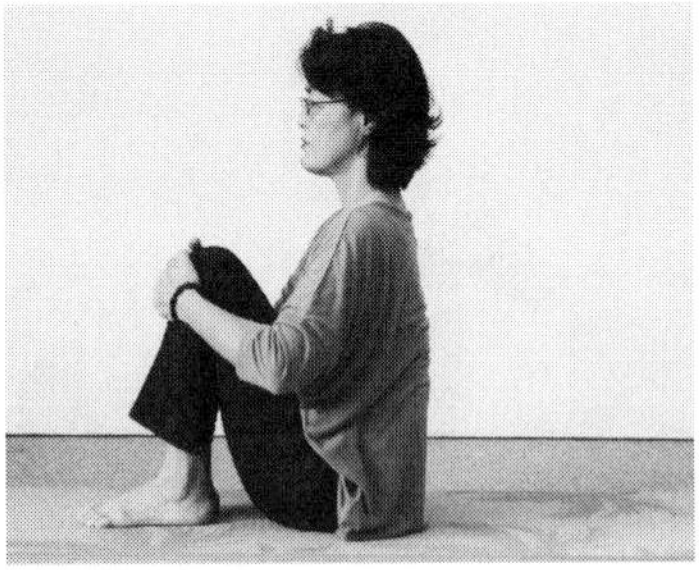
㉟

静のワーク

この章では、新たな体心点ワークの呼吸法とボディワークを説明します。

ここではワークを理解しやすいよう6つに分けました。［1］から［4］までが正座をしながらの動作、四つんばいとなる［5］が最も重要なワークです。［6］は効果的な動作として加えました。

［1］から［6］を1セットとして、1日に3セット行います。一応の目安として繰り返す回数などを示していますが、体調や疲れ具合で各自が調節をして下さい。これはすべての動作に共通しています。

[1]

① 正座をして、両手を床にそろえて置きます。顔は正面を向きます。ちょうどお辞儀をする前のときの格好です。すっと背筋を伸ばします。

② 息を吸って、吐きながらゆっくりとそのまま肘を曲げていきます。お辞儀をするのではなく、顔は正面を向いたまま肘を曲げるだけです。目は開けっ放しで、まばたきはしません。

③ 肘を曲げながら吐き切ったら、ゆっくり息を吸いながら肘を伸ばしていきます。

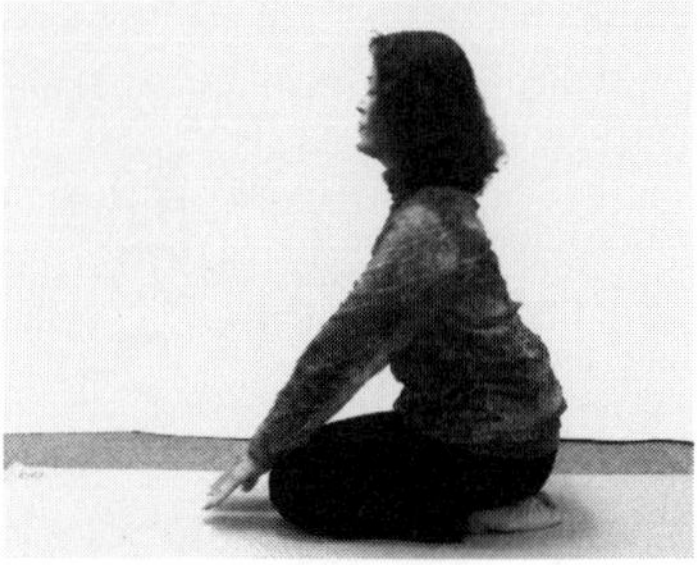

①

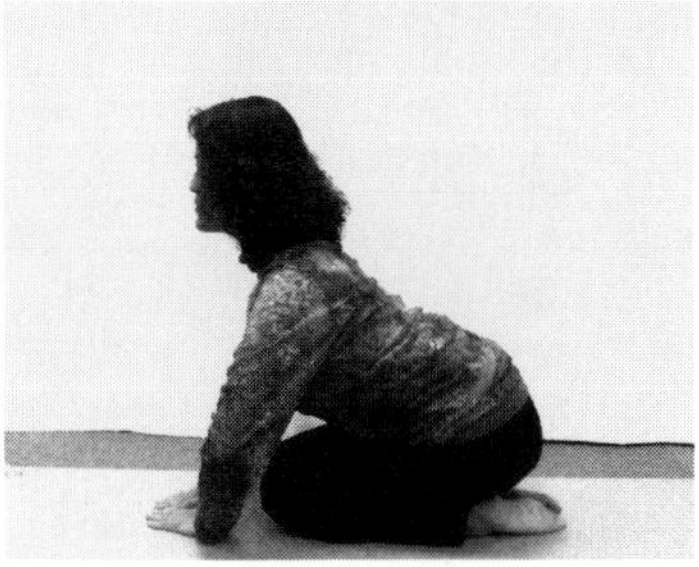

②

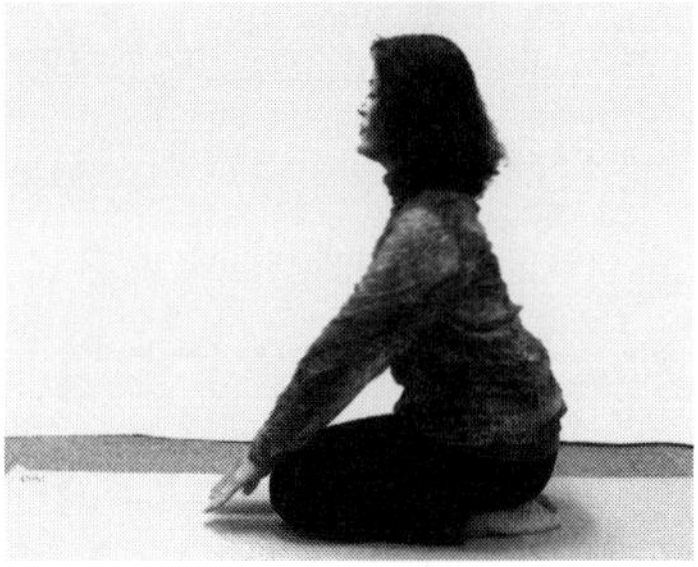

③

息を吸うのは鼻から、吐くのは口からです。吐くとき、舌の先を上の歯の裏につけながら口角を締めます。口笛を吹くときのような形です。そうすると息が長く吐けます。慣れると「ふーっ」と吐く音がしますが、音を出すことにとらわれないで下さい。

呼吸は腹式呼吸ですが、おなかを使って息を吸おうとしたり、息を吐き切ろうとしたりせず、ただ吸って、ただ吐くだけです。

この動作を三回繰り返し、三回目の息を吐き切ったら、肛門と会陰を同時にぎゅうっと締めて、そのまま保ちます。（体心点を締める）この間、息は止めています。

最後に、体心点を緩めて肘を伸ばします。この時、自然に息が入ってきます。

顔を上げ、背筋を伸ばして反るようにすると、鼠けい部への刺戟が強まり、効果的です。

【2】

④ 次に正座をして、両手を床に置きます。
顔は正面を向いて右手を横に出します。

⑤ 息を吐きながら、体を無理しない程度に右にねじります。

⑥ 吐き切ったら、息を吸いながら元の位置に戻ります。

これを三回繰り返し、三回目の息を吐き切ったところで体心点を締めます。

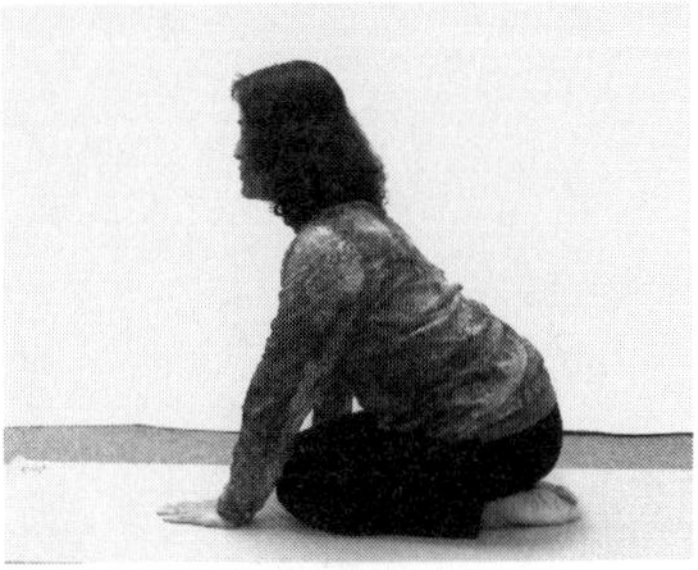
④

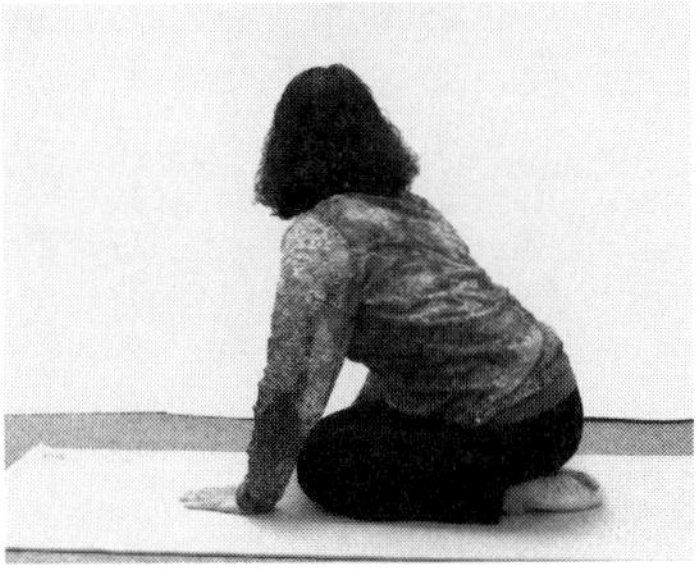
⑤

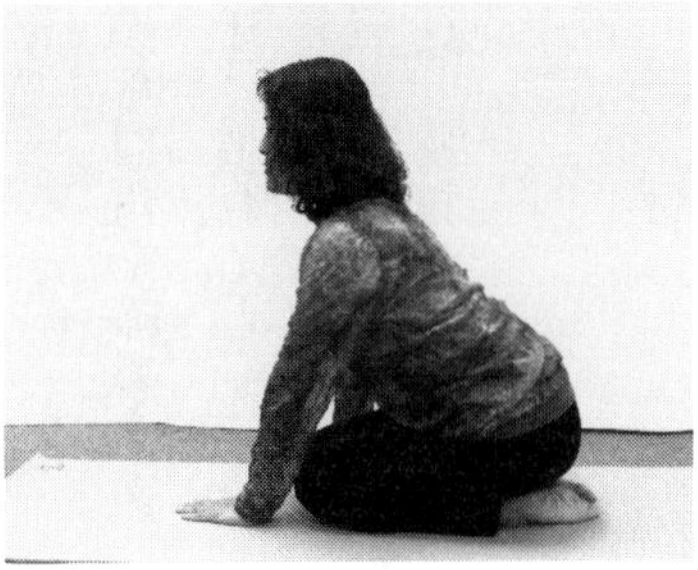
⑥

同じ動作を左側にも三回行います。⑦⑧⑨

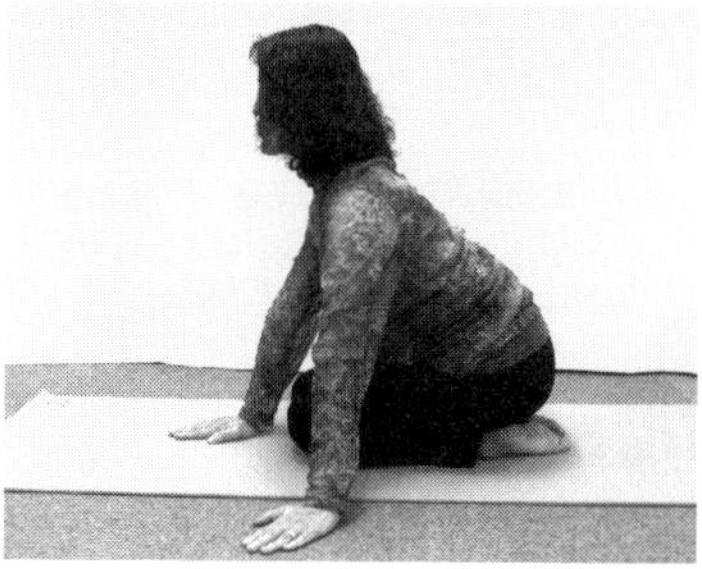

⑦

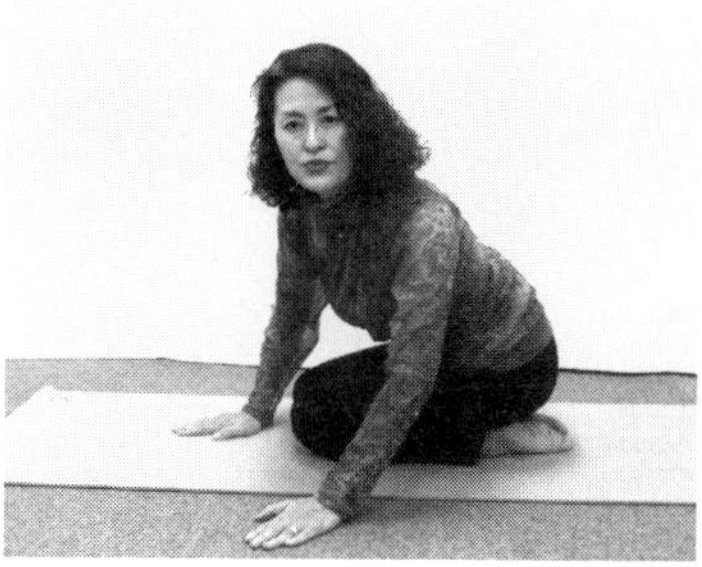

⑧

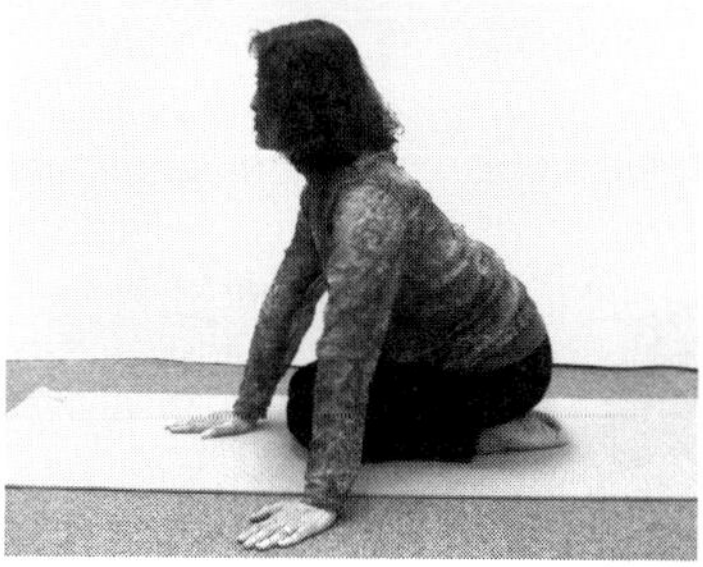

⑨

［3］

⑩ 正座をして、両手を床に置きます。

⑪ ［2］と同じ要領で右手を横に出し、息を吐きながら体を右にねじりますが、今度は右肩を後ろに引いて、より深くねじります。

⑫ 吐き切ったら、息を吸いながら元の位置に戻ります。

これを三回繰り返し、三回目の息を吐き切ったところで体心点を締めるのは［2］と同様です。

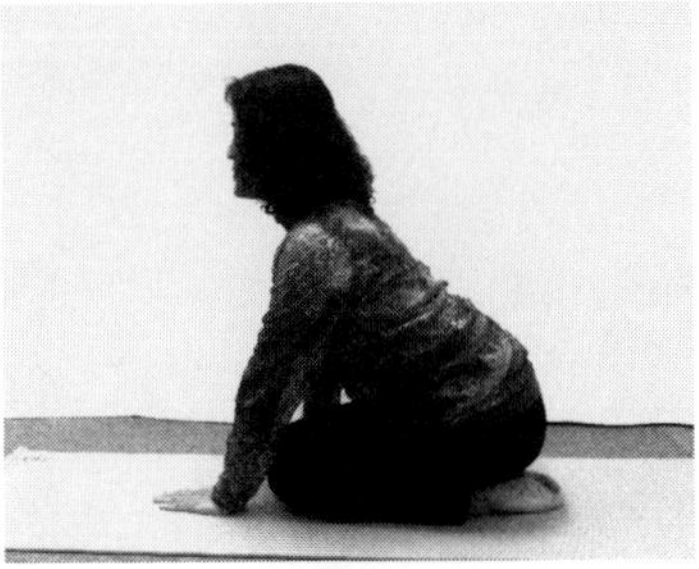

⑩

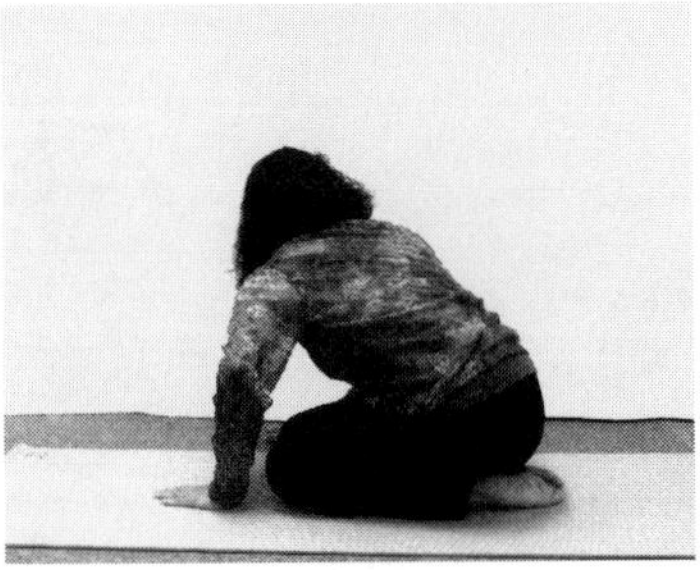

⑪

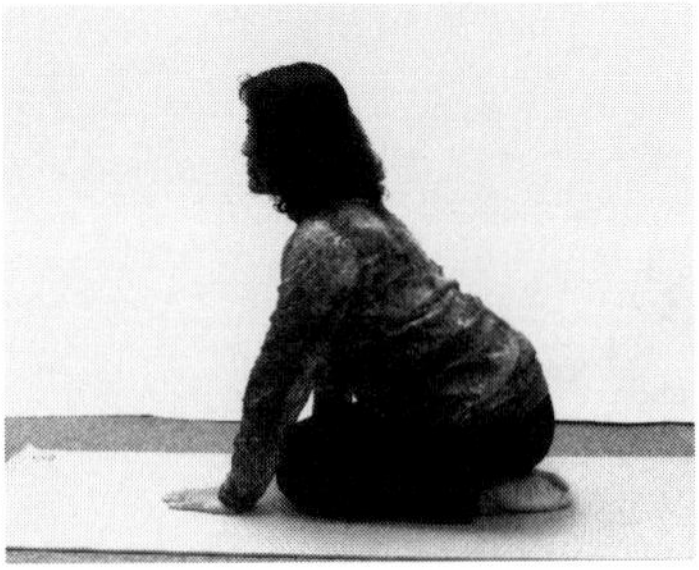

⑫

顔をずっと上げているため、首の後ろの頸椎に負担がかかります。元気な人にはなんでもないことですが、病気の人や年配の人たちは頸椎が固くなっているので、きつく感じます。

同じ動作を左側にも三回行います。⑬⑭⑮

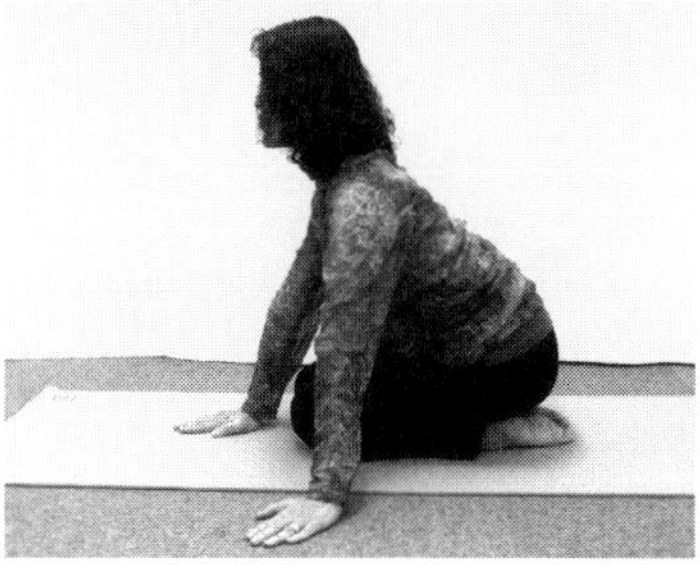
⑬

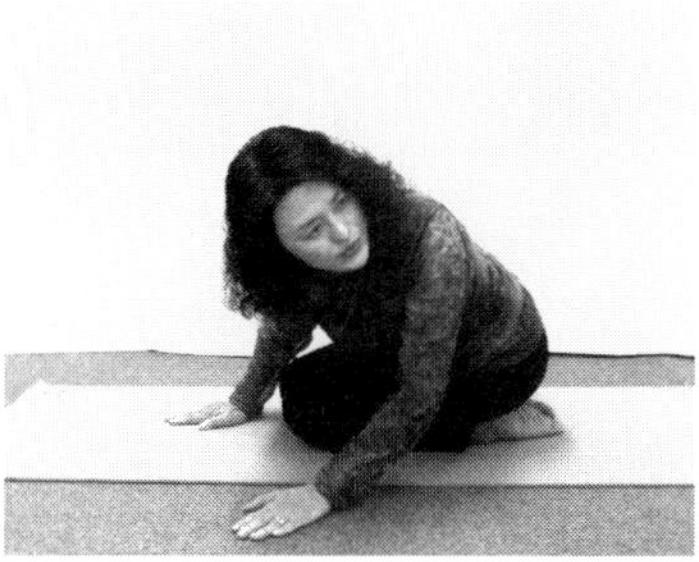
⑭

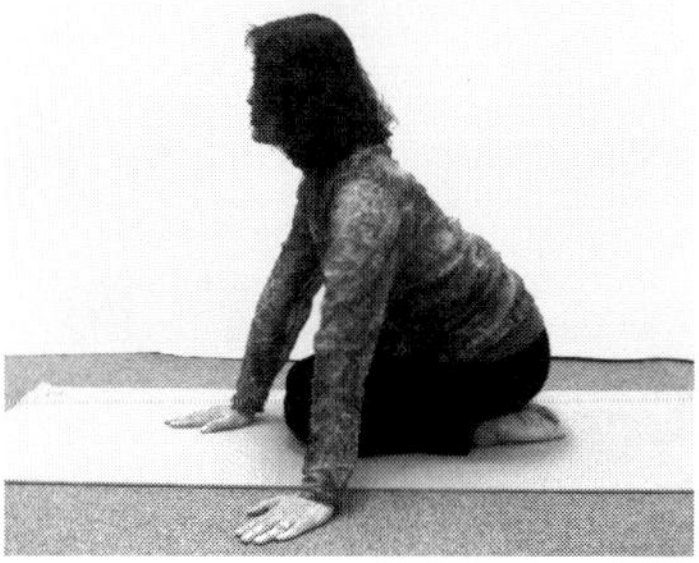
⑮

【4】

⑯　正座をして、お辞儀の格好をします。

⑰　今度は両方の掌を体と平行に、左手を手前、右手を向こう側に出して床に置きます。

⑱　息を吐きながら肘を曲げます。やはり顔は正面を向いたままで、背中は反るようにします。

吐き切ったら、息を吸いながら肘を伸ばします。

これを三回繰り返し、三回目の息を吐き切ったところで体心点を締めます。

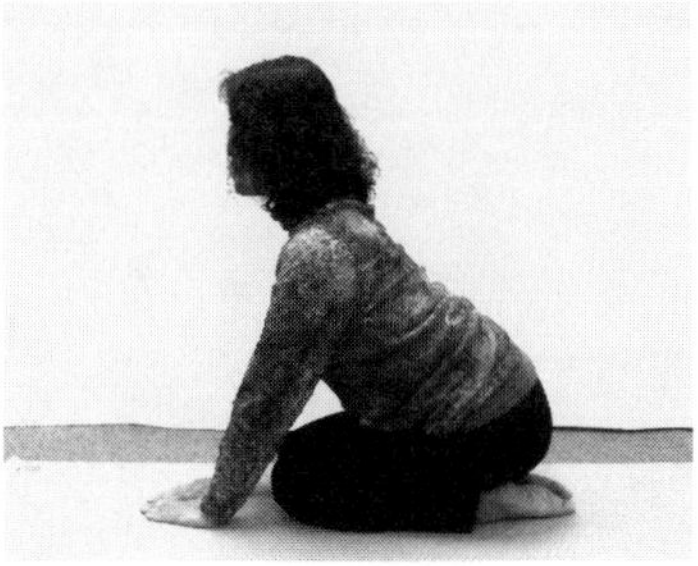
⑯

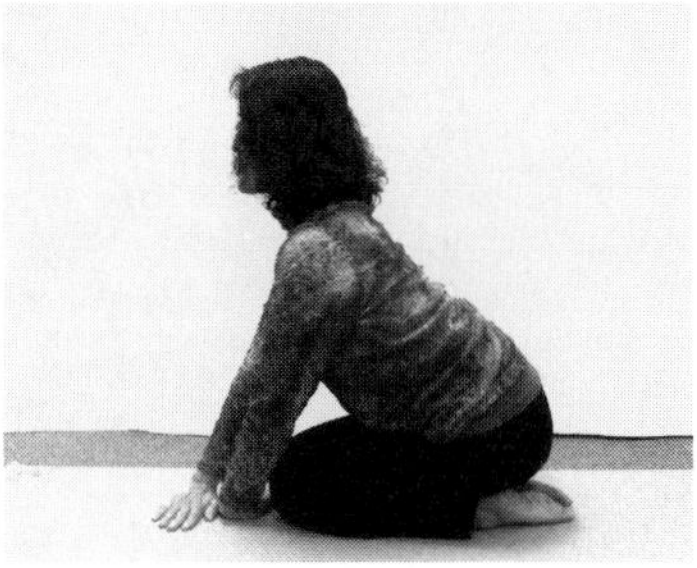
⑰

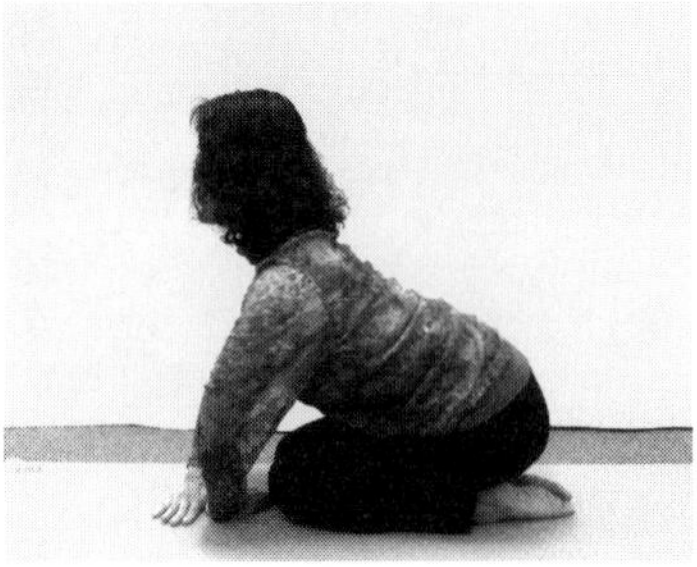
⑱

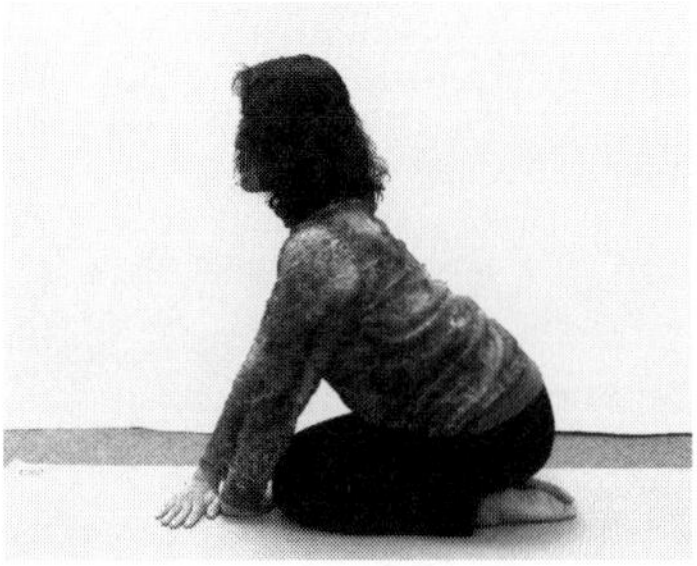
⑲

両手の位置を入れ替えて、同じ動作を三回行います。⑳㉑㉒

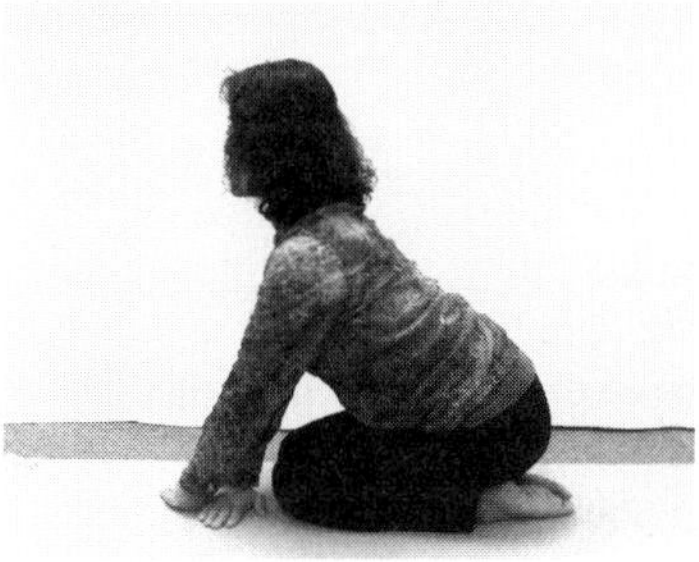

⑳

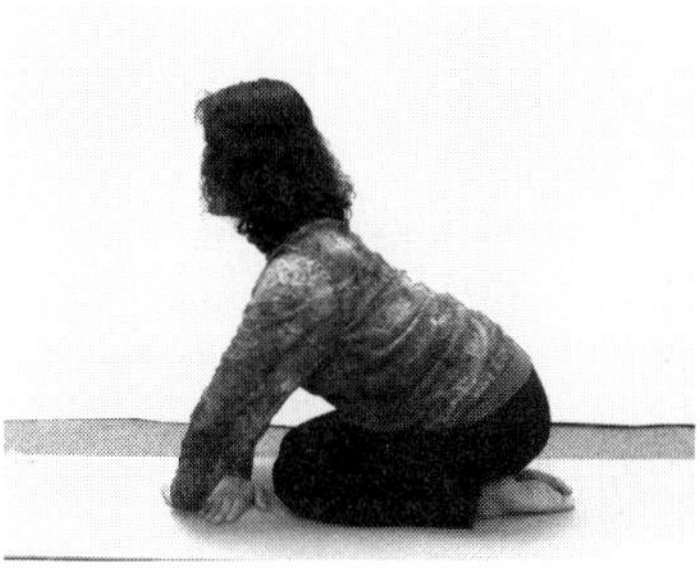

㉑

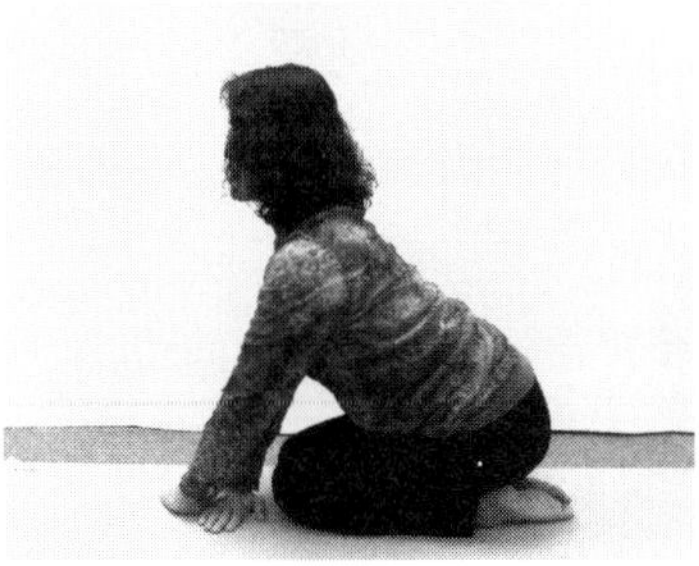

㉒

[5]

㉓　正座して、両手をそろえて床に下ろし、お尻を上げてつま先を立てます。つま先の感覚がわかるよう靴下は脱いでおいて下さい。

㉔　呼吸を整えてから、もう少し両手を前に伸ばして四つんばいになります。膝はそろえます。手は肩幅で肩の下にまっすぐ下ろします。肩の力を抜いて、頭をだらんと垂らします。

㉕　ゆっくりと楽に息を吸います。

㉖　次にゆっくりと楽に吐いて体を緩めます。吐き切ったら、体心点を締めます。一、二、三…。最後に体心点を緩めて、息を吸います。

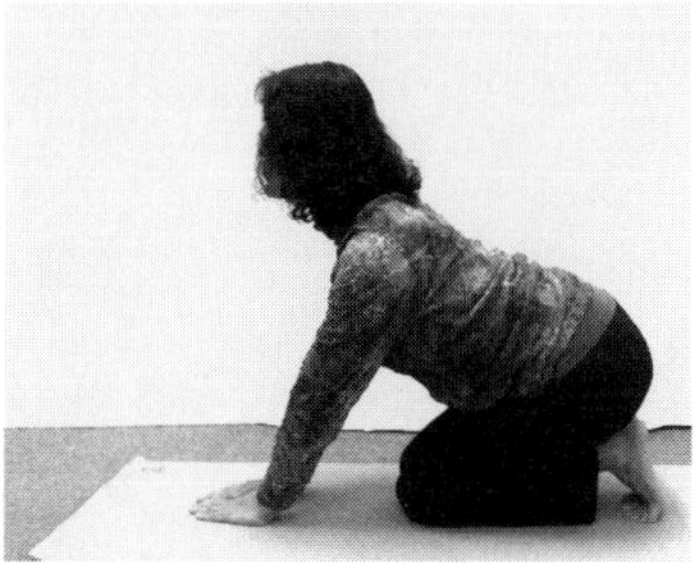

㉓

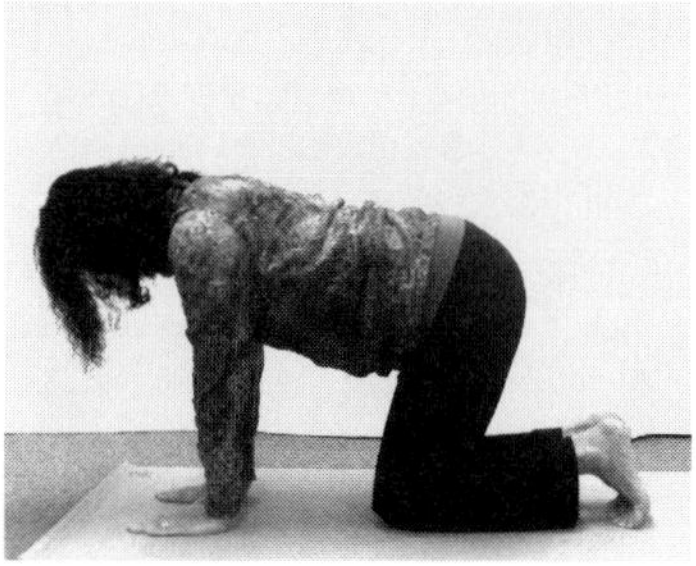

㉔

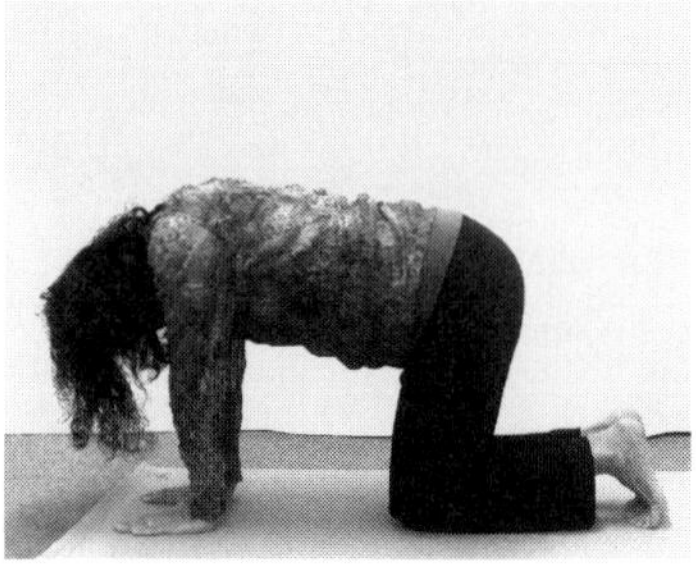

㉕

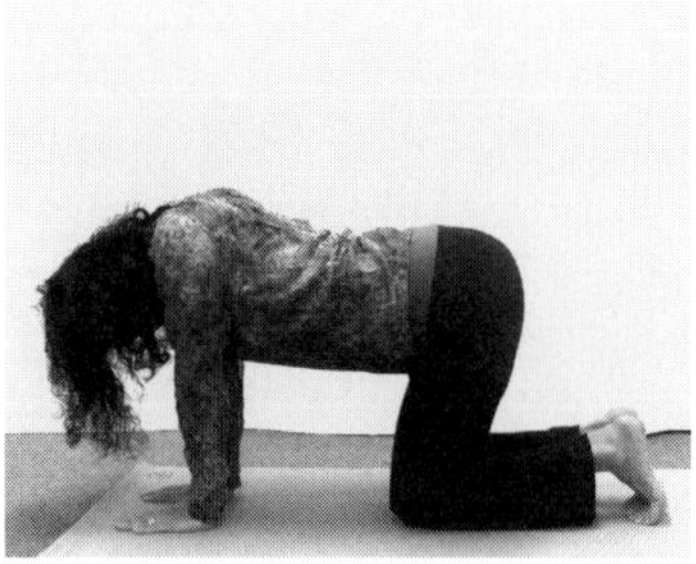

㉖

この動作を、きつくなければ、六〜七回繰り返すと効果的です。

これはもともと体の弱い人のためにつくったワークです。誰にでも簡単にできます。負担がかかっているのは腕と手首だけです。

大切なのは力を抜くことです。吸うときも吐くときも、体を緩めて下さい。体心点を締めるときだけ体を緊張させるのがポイントです。

体の動きに注目してみましょう。吸うときには背中が自然に盛り上がります。息を吐くと、それがゆっくり下がっていきます。力を抜くと、つり橋のように胴体がだらっと下がります。両肩が上に突き出して、背中の上部中央はへこんでいます。

体心点を締めると、背中のそりはさらに深くなります。でも体の動きに現れるかどうかは気にする必要はありません。見た目は変化がなくても、中が動いていれば効果は現れます。

〔6〕

次の動作も効果的です。


正座をし、そのまま体を左にずらして座ります。

両手を左斜め前に置き、息を吸って、吐きながら肘を曲げます。

吸いながら肘を伸ばし、これを三回繰り返します。

三回目にはそのまま寝て、体心点を締めます。

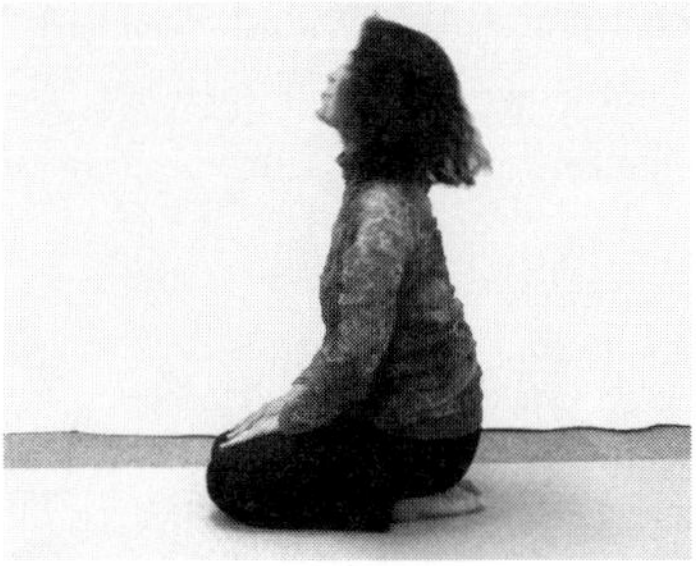

㉗

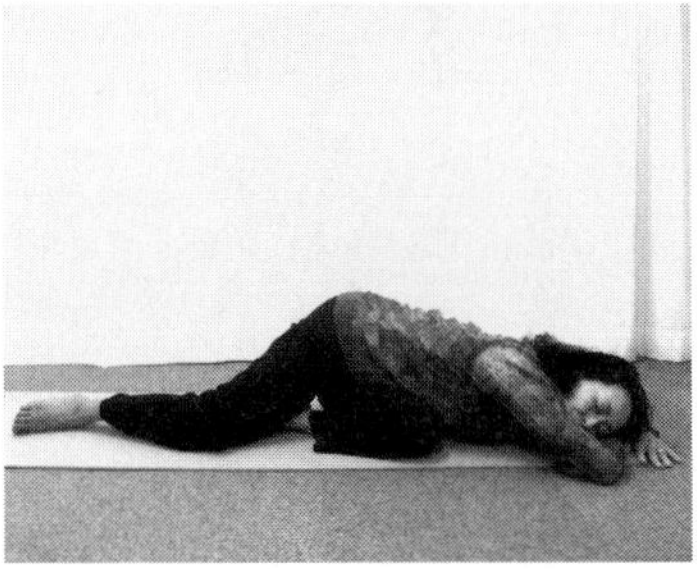

㉘

起き上がり、両足はもっと楽になるよう、㉘の写真のように横へ出します。

両手を左斜め前に置き、息を吸って、吐きながら肘を曲げます。吸いながら肘を伸ばし、これを三回繰り返します。

三回目はそのまま顔を床につけて寝ます。そして体心点を締めます。


右側にも同じ動作をします。

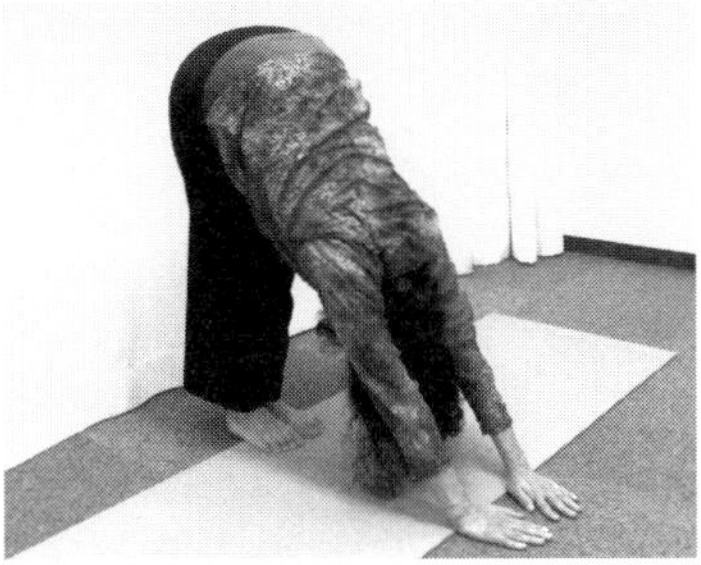
㉙

次に正座をして両手を床につけて、息を吸って、吐きながらお尻を上げていきます。㉙の写真のようにお尻が高く上がったら、つま先立ちをします。息を吸って、吐きながら膝を伸ばして、踵を床につけます。

吸って吐きながら上半身を後ろに引いて、膝の後ろと背中を伸ばします。

すべての動作はリラックスすることが大切です。緊張していると体が動きません。それぞれの動作が終わったら、おしゃべりしながら体を緩めたりして楽しく行って下さい。

第3章

湧式呼吸法に出会って

インストラクター体験談

湧式呼吸法の「中心軸」と「創造性」

斎藤秀司

4年程前、湧式呼吸法に出会う幸運に恵まれた。出会ってからというもの、毎日の生活の中にボディワークと呼吸法を取り入れている。私の体と心は変化し続けており、湧式呼吸法がもたらす変容の深さに驚かされている。

ブリキの人形のように固かった私の体は驚くほどに柔らかくなり、長年悩まされた慢性的肩こり・腰痛はほとんどなくなった。趣味で楽しんでいるテニスでは中心軸がぶれなくなりショットが安定して、これまでほとんど勝てなかった相手に勝てるようになった。これには、試合時の集中力が高まったこともかなりあるだろう。また、他人への接し方や仕事に対する姿勢にも変化が生じた。以前の自分ならストレスを感じ、いらいらしていたような場面を心穏やかに対処できることが増えてきた。

このように、湧式呼吸法が私にもたらした恩寵は数知れない。

湧式呼吸法の第一歩をようやく踏み出したばかりの私が、これがどのようなものであるかを語るなど笑止千万であるのは百も承知で、現時点で感じていることを述べさせていただくことにする。

湧式呼吸法は「体心点」と呼ばれる身体の部位を活性化することにより、その人のエネルギー状態を飛躍的に高める。「真の自己」とは、このように高いエネルギー状態にあるもので、通常では認識できなかった能力がそこから発揮される。さまざまな恩恵が、「真の自己」の状態からもたらされるのだが、ここでは自分にとって最も大切であると感じている「中心軸」と「創造性」のふたつについて話をしたい。

《中心軸》

中心軸といってもいろいろな意味を持ち得る。身体の中心軸、心の中心軸、そのどれをとっても湧式呼吸法を深めることによりしっかりとした中心軸を作り上げていくことができると感じている。

私は科学の研究分野で仕事をしてきたのだが、ここにおいても中心軸の大切さを痛感している。この場合の中心軸とは「科学的真理を探究していく上での哲学的指導原理」ともいえるものである。それはしばしば論理的な思考を超越して、直観的あるいは美的感覚として感知されるものである。

アインシュタインが打ち立てた現代物理学の金字塔に一般相対性理論というものがある。重力が空間の形状を歪めるという、当時としてはセンセーショナルな主張をしたものので、はたしてそれが実際正しいものかどうか大きな問題となった。ところが、何十年かに一回起こる皆既日食の際にそれを確認する実験が行われ、世界中の注目を集めることとなった。もちろん結果は彼の理論が正しいことが実証されたわけだが、実験後の会見で、実験の前に自分の理論が間違っているのではないかという不安が少しでもよぎることはなかったのか、と聞かれたとき、アインシュタインは「私の発見した方程式は宇宙の原理に適った美しさを持つもので誤ったものではありえないのです。不安など起こるはずもありません」と答えたそうだ。同じ科学を志す者として彼の言葉は心に深く響くものである。

湧式呼吸法を始めてから、人生を十全に生きる中心軸が大切であるということを強く感じるようになった。言い換えると、「十全な生の原理」とでもいうべきものである。

生の原理は自分の周りの状況に対処するしっかりとした規範となってくれる。だから他人の言動や社会の趨勢によって自分の態度を変えることはない。つまりブレない生き方ができるのだ。

さる国の過去の首相に風見鶏というニックネームの方がいたが、このような指導者をもった国や社会の行く末は明るくない。しっかりした中心軸のある生を生きる人は美しい生を生きる人でもある。どれほどの社会的な成功者でも美しいとは言えない生き方もある。一方で数多くの挫折と失敗の汚泥に塗《まみ》れながらその美しさに心打たれる人生もある。美しい生とは、多くの人の魂に響く生の原理を感じることができるものであり、地位や名誉や社会的成功によって裏打ちできるものではない。

生の中心軸を支える基礎となるものは「自己を見つめる力」ではないだろうか。自分の身に起こったことを自分自身の問題として真っ向から向き合う力である。自分にとって不都合な状況が生じるとそれは苦しみをもたらす。すると、不安、怒り、いろいろなネガティブな感情が生じ、その感情のエネルギーに翻弄されてしまいがちである。そしてそのエネルギーを外に向けることにより処理しようとする。こんなことになったのはあれやこれのせいであり自分はその被害者である、と。

「自己を見つめる力」とは、そういった感情から自分を引き離し、自分の身に起ることを自己の内面の問題として真摯に向き合い、そこからその問題が自分にとってどういう意味を持つのかを深く読み取る力だ。それができてはじめて、人はそこから何かを学び成長していけるのではないだろうか？　自分は未熟であり，自分に起こる様々な事象は自分の成長を促す貴重なメッセージである、という謙虚さが生の中心軸をしっかりと支えるのだ。

アインシュタインが感得した宇宙の基本原理が論理を超越していたのと同様に、この「生の中心軸」あるいは「生の原理」も言葉では表現しきれないものだと感じている。それは自分の生き方を、宇宙に内在する崇高な秩序や摂理に適ったものへと導いてくれる原理である。これを体得できたとき、人生の中心軸が盤石となり、十全な生を生きることができるのではないだろうか。

湧式呼吸法を深め、エネルギー状態を高め、人生をより高い視点から鳥瞰することができれば、自分にとっての生の原理が自然に浮かび上がってくるのではないだろうか。矮小な自我のうちにとどまっていたのでは、このような深い原理を感得することは不可能であろう。

自我への執着は傲慢を生み出す。宇宙の摂理に適った生は傲慢な気持ちからは決して生まれない。科学にしても人生哲学にしてもそれを導く深い指導原理は、自分のエネルギー状態を高め、自我への拘束から解き放たれたときに浮上するのだと感じる。

《創造性》

次に、湧式呼吸法がもたらす創造性について述べたい。湧式呼吸法は、体心点を活性化し、自己のエネルギー状態を飛躍的に高める。いわば、体心点は「エネルギーの溶鉱炉」である。この溶鉱炉から生まれるエネルギーには様々な種類があるのだが、ここでは「創造的なエネルギー」を取り上げる。

私は、若い頃から数学に魅了され、30年以上数学を研究し続けている。「数学を研究する」と聞いてどんなイメージを持たれるであろうか？　多くの方は、たとえば公式に数値を代入して計算するとか、方程式を解くとか、とにかく答えを出すことばかりをイメージするのではないだろうか。しかし数学の研究では、そもそも答えがあるか、ないかということ自体が問題となったりする。答えがないこともある。そのときはそれを証明する。つまり答えを見つけることが不可能であることを証明するのである。答えがあるときでも、計算して具体的にそれを求めることなしに、ただ答えが存在するということを証明することもできる。数学者とは、「人生とは何か」という問いに答えがあるかどうかを悩む哲人や詩人のようだと思うこともしばしばである。

また数学者は、ある問題を解決するためにまったく新しい概念を作り出したりもする。例えば、「整数」。ものを数えるのに使う1、2、3、4、5、6、7、……のことである。19世紀の数学者ガウスは整数が持つある不思議な法則を発見した。彼はこの法則が正しいことを証明するためにそれまでの整数を超越した新しい「整数」の概念を作り出した。整数についての問題を解くために整数の概念自体を変えてしまったのである！

私は学生の時、既成概念を覆すような、このガウスの法則に初めて出会い、言い知れぬ感動を受けた。何か神々しい宇宙の秩序の一端に触れた感がしたのである。その体験はその後の私の人生を強く方向づけるものであった。その体験は私の内に真理を追究する願望を呼び起した。さらにそれは、この宇宙と自分自身の心の深遠に潜む真理を知ることへの希求へと昇華されていった。

真理の探究は純粋に創造的な精神活動である。数学であれ、芸術であれ、また人生そのものであれ、真の創造的精神活動には，自己の精神を既成概念から解放することが求められる。ピカソは「創造は破壊の集積である」と言った。それまで受け入れられてきた概念や常識を打ち破ってこそ、はじめて魂に響くような創造と発見が得られるのである。

しかしこれは決して容易なプロセスではない。それまで慣れ親しんだ世界が、実はもっと広い未知の世界のほんの一部でしかないことに気づき、自分を取り囲んでいた壁を打ち壊し想像を超えた未知の世界へ飛び出していくことは膨大なエネルギーを必要とする。私は体心点がこのエネルギーを生み出す溶鉱炉であると信じている。


湧式呼吸法を始めて2年目のことである。相変わらず私は、日々数学の研究に没頭していた。私の研究のテーマのひとつは、〝ガウスの法則を高次元化する法則を作り上げる〟ことである。この研究テーマは、私が25年間取り組んできた問題である。25年間毎日この問題を考えていたわけではないが、いったん考えに集中すると数週間、ときには数か月、そのことが頭から離れなくなる。アメリカのある数学者が「Sleep with your problem」といったが、夢の中でも考えることもある。まさに寝ても覚めてもである。この間それなりの成果はあったのだが、満足のいく解決法には到達できていなかった。

そして、年も暮れつつある冬の寒い朝のこと。早朝の湧式呼吸法を終えると、淡い雪の朝の光が八ヶ岳山中の家の窓からうっすらと射し込んできた。日が昇ると昨晩降った粉雪が光の中でダイヤモンドのようにきらめきながら木々からこぼれ落ちた。

清浄な静寂があたり一面を包み込んでいた。

ふと私の思考が例の数学の問題に向いたとき、それはそこにあった。あれほど考え抜いても得ることができなかった問題の解決策が頭の中にあるのだ。それは突然の訪問者のようでもあり、長い間一緒に暮らした家族なのに私が彼の存在に気づいていなかったようにも感じられた。私の中の創造的エネルギーの高揚が、古い思考パターンを打ち砕いた瞬間に潜在意識に眠っていたものが表層意識に自然に浮かび上がってきたのである。

これこそが、〝創造的エネルギーの溶鉱炉〟の為せる技なのであろうか。


湧式呼吸法を科学的視点から探求する大伴クリニック院長、大伴正総先生は、体心点が生み出す創造的エネルギーを脳科学的に説明する。

「創造的精神活動において大切なのは、右脳と左脳が全体としてバランスよく機能していることである。右脳は直観や芸術的イメージをつかさどり、左脳は論理的思考をつかさどる。体心点の生み出すエネルギーは、右脳と左脳の連携をつかさどる脳梁の機能を活性化する。これにより直観的なイメージを論理的に翻訳することが可能になるのである。」

人類の歴史が始まって以来、創造的エネルギー創出のためのさまざまな手法が聖者たちにより編みだされてきた。今ここに湧式呼吸法という新たな福音が訪れている。湧式呼吸法を学び始めてから私の内に湧き上がった創造的エネルギーの力には驚くほかはない。その力は数学の研究はもちろん、心の在り方あるいは人生の生き方にまで大きな影響をもたらしている。湧式呼吸法を通して普段の能力を超えたものに出会うことにより、今まで自分に欠けていた謙虚な気持ちが生まれ、それが心の平穏をもたらしてくれている。

湧式呼吸法創始者、大伴由美子先生は言う、「棚からぼた餅はない。宇宙のエネルギーとしっかり繋がっていながら、日々の生活をしっかり生きることがとても大切。つつましい気持ちを忘れず日々の精進があるからこそ、より深く宇宙のエネルギーに繋がることができ、その人を通して大きな力が働き、普段の能力を超えたことが起きる。」

深遠な科学的真理の発見は、言い知れぬ至福感を与えてくれる。それは矮小な自我を超越し、本来の自己が崇高な真理と一体化する体験ともいえる。このような体験は、この人生を何のために、そしていかにして十全に生きるかという哲学的あるいは宗教的な問題にたいする真理を体得するときに起こる体験と同じではないだろうか？　科学にせよ芸術にせよ、哲学にせよ宗教にせよ、そこで希求される真理は深い根においてはつながっていて、その奥には宇宙に内在する究極のリアリティともいうべき根源的な真理が存在するように思う。この究極的真理は、知識や論理といった理性によって理解できるものではなく、本来の自己をリアリティへと同化、昇華する体験なのかもしれない。

このようなプロセスは、決して容易なものではなく、時には苦痛を伴うこともあるだろう。既成概念や自我という固い殻を打ち破り、深遠な真理や本来の自己を見出す精神的なプロセスに要する創造的エネルギーは膨大なのである。しかしどんな苦境に出会おうとも、その先にある宇宙の美しい秩序と自己との神々しい一体感を想いながら荒波に立ち向かっていきたいものである。

この困難な船旅の到達点は、私にとってはいまだ五里霧中の先の遥かかなたにある。しかし、湧式呼吸法という羅針盤を授かったことが、どれほどの勇気と心の平穏を私にもたらしてくれているだろう。無上に深い感謝の念が私の胸を熱くする。

ありのままの自分に出会う

安満沙和子

「ダンサーにとって最も大切なものは何ですか？」と聞かれたら、私は迷わずに「中心軸」と答えます。

私の職業は踊ること。プロのベリーダンサー、湧式呼吸法インストラクターとしてアメリカで生活しています。湧式呼吸法に出会って5年がたとうとしていますが、毎日が驚きと気づきの連続です。踊っていると自分の体が変わっていくのが手に取るようにわかります。強く、しなやかな中心軸が私の中に確実にできてきていることを日々実感させられます。

普通の踊りの練習や筋トレではこの中心軸を手に入れることはなかなかできません。体と心のバランスが取れる中心軸作りは、湧式呼吸法があったからこそ可能だったと思います。それは私の踊りを大きく変えました。

体の変化はすぐにわかりました。柔軟さと強さがすごい速さでつき、体型も変わってきました。呼吸法を始める前、何度も歩けなくなるぐらいの腰痛を経験し、踊っていても、いつもそれが気になって、こわくて体がなかなか思うように動かないときもありました。今はひどい腰痛はまったくなくなり、私が踊っているのを見た人たちは、私が腰痛を持っているとは誰も考えられないと思います。自分の体が、限界を知らないかのように変わって行くのを実感し、呼吸法のすばらしさを目の当たりにさせられます。

体が変わっていくのと同時に、心の中での変化も大きいものでした。呼吸法を通して私は自分の踊りというものを見つけたように思います。ほかの誰のためでもなく、自分のために踊れるようになりました。

呼吸法に出会う前、私はいつも周りの人のことを気にして生きてきました。自分を優先させて何かをするということは、自分勝手でしてはいけないと思っていました。また、特に変わり者だった私は、周りの皆と違わないように、周りに合わせて、一生懸命に自分というものを隠しながら生きてきました。いつも誰かに嫌われないだろうかと気にしながら、恐れと緊張ばかりがつきまとい、そうしていることにも気づかずに、体も心も傷つけてきたように思います。

「天と地に繋がること、自分といて、自分にくつろげるようになりなさい。」

と、由美子先生は指導してくださいます。ありのままの自分でいること。とてもシンプルなことですが、そのシンプルなことが簡単にできなくなっている社会に私たちは生活しているように思います。ですが、どんな場所で生活していようと、天と地に繋がることができれば、誰もが自分らしく、その人の思う人生をしっかり実現させながら生きることができる、と教えて頂きました。

呼吸法を始めてから私の世界は一変しました。私の中が変化したことで、世界を見る目も変わったのです。感謝の気持ちであふれ、本当に私のしたい仕事ができるようになり、物事がスムーズに進むようになりました。私の心の中はいつも人の目を気にしている緊張から、自分らしくあることを心地よく思える静けさと自信に変わりました。周りと合わせなくては、と自分に鞭を打つこともなくなり、自分を大切にできるようになりました。これが私の踊りを大きく変えたのだと思います。

自分のために踊っているのに、不思議とその踊りに観客は惹きつけられるのです。踊りにはその踊り手の人柄、心の状況すべてが現れます。周りの目を気にしながら踊っている時は、緊張して体が思うように動かなかったり、無理をして体を痛めたりします。自分の持っている最高のものが演技で出せません。ぶれない中心軸があると、自分の中の最高のものが自然に引き出されます。心がぶれていなければ、体がぶれることもありません。そうすると、どんなに難しい動きでも簡単にできてしまい、時に自分でもびっくりすることがあります。

毎日が新しい自分の発見でもあります。心が周りに翻弄されていなければ、体の中から出てくる声がしっかりと聞けて、とらわれない自由な動きがちゃんと音楽に合わせてとめどなく湧き出てきます。

私の踊りは即興がほとんどです。「とても個性的で、今まで見たことのない踊り方だ。インスピレーションをもらったよ」と、観客の方や他のダンサー達によく言われます。ぶれない中心軸があるだけで、私の本当に踊りたい踊りができます。それができた時、自分でも信じられないほどのエネルギーが私の中から湧き出てくるのを感じます。そして、そこにいる観客の一人ひとりにそのエネルギーはしっかり届いています。天と地に繋がった踊りが舞えたとき、私は私の中の無限の可能性を引き出せます。そして周りにいる人たちはそれを感じて、彼らの中にも同じものがあるのだと気づくのではないでしょうか。

自分がありのままでいられた時、その人から出てくるエネルギーはすごい力を持っていると思います。私たちが持っている可能性は、はかり知れません。踊りだけでなく、どんなことをしていてもそれは同じだと思います。毎日の生活の中のどんな小さなことでさえ、自分らしくある時はその人が一番輝く時だと思います。そこから世界はいくらでも変わっていくのではないでしょうか。

私はそれが可能だと呼吸法に出会って強く信じられるようになりました。それは、私にとってとても大きな宝物です。湧式呼吸法。頂いたこの宝物を、これからも多くの人に踊りを通して伝えていきたいと思います。

自分の中から元気があふれてくる

辻ありさ

私が湧式呼吸法と出会ったのは、2008年の1月でした。2007年の秋に知り合いの方から「今度呼吸法のワークショップがあるよ。身体が元気になるのは勿論だけど、精神的な病を持った人に、とても良いらしいよ」と勧めて頂きました。妹が長年精神的な病気で苦しんでいましたので、もしかしたら効果が期待出来るかもしれない？　と思い、先ずは自分で体験しようと、ワークショップに参加したのがきっかけです。

妹の病気が切っ掛けではありましたが、当時の私の状況があまり良いものではなかったので、何処かで何かを求めていたのだと思います。直感的に参加する事を決めていました。30代前半から、自分自身の病気や家族の看病と介護、お世話に追われて、気が付いたら自分自身を完全に見失っていて、何とかしなければいけないけれど、どうしたら良いのか分からないとジタバタともがいていた時期だったのです。

幼い頃から虚弱体質で、様々な健康法を色々試して来ましたが、呼吸法というのはそれまでにやった事がなかったので、どんなものなんだろう？　という興味と沢山の不安の気持ちを持ってワークショップに参加しました。
と言うのも、身体を動かす事は大変苦手だったからです。

案の定、ワークショップが始まると私の身体は悲鳴を上げ始めました。ボディーワークがハードだったのではなく、当時の私の身体は、5分同じ姿勢でじっとしている事すら、苦痛なほど、身体がガチガチだったのです。

ワークは当時の私の身体にはとても難しいものでしたが、出来ないなりにも一生懸命やる内に、何だか頭がスッキリして身体の中がポカポカと温かくなって軽くなっていく感覚があり、ビックリしました。普段ならちょっと身体を無理に動かすと、その後頭痛になりグッタリ寝込んでしまう事がほとんどだったので、それはとても不思議な感覚でした。

「自分の中から元気があふれてくる」、正にそんな感じを体感出来ました。そして、一回目のワークが終わる頃には、私の中に何か確信のようなものが芽生えていました。食べ物やお薬など外からの力を借りて元気になる事ばかり考えていましたが、そうではなく自分自身の中にある元気の元をドンドン溢れさせていく方法が湧式呼吸法で、それはきっと自分をもっともっと元気にしてくれるに違いないと。自分自身で自分の身体を整えて行けるんだという大きな安心感に包まれました。そしてその安心感は、私に大きな寛ぎを与えてくれました。

自分の身体と心が信用出来なくて、迷い右往左往していたそれまでの私にとって、自分の心と身体を本当の意味で信頼できる瞬間だったのです。「私が私として、何も飾らずにココに居て大丈夫。」涙が溢れて止まりませんでした。

その後は何度かワークショップに参加しながら、自宅で実践しました。実践し続けるに当たって大きな支えとなったのは、由美子先生の「湧式呼吸法は、形は出来なくてもそのようにやろうという気持ちでワークをすれば必ず効果はありますよ！」という優しいお言葉でした。

体調面では、ビックリするくらいの変化が現れました。先ずは長年の腰痛がスッカリ出なくなったこと。偏頭痛も激減しました。一時は毎日強い鎮痛剤を服用しないと居られない位でしたが、鎮痛剤を飲むことは殆ど無くなりました。頭痛の原因の一つだった頑強な肩こりも軽減しました。ずっと重かった身体がドンドン軽くなっていき、頭がスッキリし視界がクリアになりました。

何より大きなことは、身体が整って不調がなく痛みがない状態というのはこんなにも楽なんだと実感したことです。物心付いてから初めての経験だったのです。

体調の変化に伴って体型も変化しました。体重自体はあまり変化はありませんが、体つきが変わると言いましょうか、ビア樽のような胴周りに逆の曲線が出始めました。手首や足首などの関節が細くなり、締まりのない体型が引き締まってきたのです。

髪と肌の変化もありました。先ず肌は吹き出物が出なくなり、艶と透明感が出て色が白くなりました。ここ十年程、毎年沖縄に泳ぎに行っているので嫌でも日焼けをします。その日焼けが次の年に残らなくなりました。髪も事情で長く伸ばしているものですから、どうしても傷みが出ます。カラーリングも定期的にしているので艶もなくなっていましたが、髪に張りが出て艶々してきました。

身体の変化と共に内面も大きく変わり出しました。体調体型が変化する自分の身体を心から愛おしいと思えるようになった事は、とても大きな事でした。今まではどうしても自分をありのままに受け入れられずにいましたので、自分の体型が嫌いでした。かと言ってダイエットや運動をして痩せる体力はなく…、いつか自然にホッソリするのではないかと妄想をしたりして、つまり心ココに在らずだったのです。それが自分の身体を本当に愛おしいと思い、丁寧に手入れをするようになり、今がイイと素直に大きな鏡に映った自分も見つめられるようになりました。現実を直視する体力が備わってきたのだと思います。

「ありのままの自分を受け入れて、今ココを十全に自分らしく生きる」、この心の安定が他の人との関係も大きく変えていきました。

先ず変化したのが、介護をしている父との関係です。幼い頃から父に大きなトラウマを持っていましたので、母の死後、父と向き合って介護する事が本当に大きな苦痛だったのですが、ありのままの父を受け入れる事が出来、介護するようになってから、父が変りました。表情が穏やかになり、今まで聞いた事がなかった感謝の言葉が父の口から出始めた時は本当に驚きました。そして今までに見たことがない位穏やかになった父のお世話をするのは、あまり苦痛では無くなっていました。介護をする作業自体は変わりません、と言うよりも少しずつ大変になって来ます。が、気持ちが変わるだけで介護はこんなにも楽になるんだ！　それまで下のお世話があった時等は精神的に落ち込んでしまって、這い上がれない事が多かったのですが、「あっ、出て良かったね～」と言えるようになりました。

精神的な病気を抱えた妹との関係も激変しました。妹自体も湧式呼吸法を実践するようになり、心が安定し、発病以来初めて落ち着いた状態が続いています。長年不安定な状態が続き、両親が苦労してきた姿を見て来ましたので、到底妹を受け入れる事は出来ないだろうと思っていましたが、今では色々相談をし、会話も弾み、とても良い関係を保っています。

２００９年の春からインストラクター養成講座を受講する事になり、より深い勉強が出来るようになりました。その中で、より深く私の中に落ちてきた事がたくさんあります。「天と地に繋がって今ココを十全に生きる。」という事です。

私達は大自然のエネルギーを頂いて生かされている存在です。呼吸によってエネルギーを頂いて自分の中の泉を溢れさせていく。大きな自分になる。そして活き活きと今ココを生きる。こういった事が、頭で理解するのではなく、本当の意味で奥深い所で理解出来たように思います。そして、天と地に繋がって体心点を活性化し、ジャンクションを正常位置に保って、日々の生活を、一日一日を大切に生きる事が何よりも大切な事だと思っています。

最初、湧式呼吸法に出会った時は自分を元気にする健康法のひとつでありましたが、今では私にとっての湧式呼吸法とは、生きる基盤となって私の歩いて行く道の礎となっています。

最後になりましたが、ここまで指導して下さった、大伴由美子先生に心から感謝の気持ちを綴って、終わりにしたいと思います。

ありがとうございました。

自分を客観的に見る力を養う

三枝剛

湧式呼吸法を指導して頂いている大伴由美子先生との出会いは、5年前に遡る。先生から湧式呼吸法を教えて頂いたおかげで、自分自身の大きな変化がいくつもあるが、最大の変化と聞かれたら、根本的な在り方が変わり自分が自分に安心している事、と答えるだろう。

在り方とは、普段の生活の中での自分の存在の仕方である。

今までの自分は、私とは？　命とは？　私はどこからきてどこにいくのか？　という根本的な問いが漠然と常に自分の中にあり、答えが出ないそれらの問いに、いつも何らかの焦りというか焦燥感を持っていた。

私が私を知らないのだ。

だから自分はこのままでいいのか、もっと良い生き方があるのではないかということが常に気になっていた。

より良い自分を目指して、自分を向上させるために、といえば聞こえはいいが、実際問題これでいいということがなく、もっと良い自分を求めて、根無し草のようにフワフワさまよっていた。

今の自分ではダメだと、常に今の自分を否定している自分がいたから自信がなかった。

そんな不安な自分から、どうしたら脱却できるのかは誰も教えてくれなかった。

そんな自分にピリオドをうってくれたのが、湧式呼吸法だ。

今では自分が自分に安心しているのが分かるので、在り方が大きく変わった。

湧式呼吸法の呼吸やボディワークを通して天と地につながる方法を教えて頂き、修練を積んだということが根本的に大きい。

気がついたらこうなっていたので、いつからかは正確にはわからない。

湧式呼吸法を練習したからといっていきなり呼吸が深くならないのと同じで、いきなり在り方が変わったわけではない。

毎日風呂で練習して少しずつ呼吸が深まっていったのと同じように、いつのまにか少しずつそうなっていったのだろうと思う。

いつでも完璧につながっていられるというわけではないが、つながっていない時、自分の心身に不調がある時など自分で分かるようになってきたので、自分で自分をケアしてあげられるようになった。

天と地につながることができるようになって、いつのまにか自分の中の色んな自分を冷静に見ているというか、不安な自分も嫌な自分も好きな自分も大嫌いな自分も、全ての部分を認め、それも自分だと見ている自分がいるのだ。

大きな自分という器の中に、いろんな自分がそのままで収まっているのだ。

だからどんな時も自分は自分と言える。

自分が自分の最大の理解者であり味方であることの効果は、日々の在り方そのものに関わってくると思う。

今だから分かるが、先生は、「エネルギーが大きくなってくると自分を客観的に見る力が増してきます」と仰っていたが、その通りのことが起こったのだろうと思う。

そして自分をはるかに超えた大いなる大自然や宇宙への畏怖の念や、天と地のつながりの中で生かされていることへの感謝が自然と出てきたのだ。

これには自分でも驚いた。

今までは畏怖の念とか、言葉は知っていたけれどわからなかった。

謙虚さは、そうなりなさいと言われて出てくるものでもなく、自分でも不思議な感じがするが、いつのまにかに大いなる大自然の前に、謙虚になるしかなくなっていたのだ。


湧式呼吸法では天と地につながるということを一番大切にしている。

「天と地につながることで、日常の個人の能力を超えた大きな力がその人を通して働きます」という言葉は、最初に由美子先生に出会った時から聞いている言葉だが、先生の表現なさっている事を見ていると、見たこともないような美しい絵からはじまり、ピアノの即興演奏、湧式呼吸法、どれをとっても、大きな力が働いているとしか思えないことばかりだ。

目には見えないが、私達の背後にある目に見えない広大無辺な世界を垣間見る思いがする。

言われた通りにそのままするというのは、最初は簡単なようでできなかったと思う。

呼吸はこうします、姿勢はこうですよと、親切丁寧に先生は教えてくれているのにもかかわらず、無意識のうちにやりやすいように勝手に変えてやっていたりするのだ。

私の場合は、身体が固いという思い込みが大きかった。

今でもその意識は時々顔を出す。

言われた通りにしようとしても身体がいう事を聞いてくれなかった。だから、できないという思い込みがなかなか外せなかった。

先生からは、「ボディワークは、できる、できないではなく、そうしようとしてください」と何度も何度もご指導頂いた。

いつからか、そうしようと努力できるようになった。

そうしたら、気がついたら今まで決してできなかったボディワークができるようになっていた。

天と地につながって生きることや、エネルギーのことなど、自分がいかに根本的に大切なことを何も知らずに生きてきたかを痛感する。

生まれてからずっと目に見えない空気を吸って生きてきたが、その空気が何なのか知らなかったのだ。

今でもわからないことだらけだが、先生から教えて頂いたことを実践している中で体感的に分かってきたことも少しずつある。

私の場合は、湧式呼吸法を実践していると、脳が活性化してくるのが自分でも分かるようになった。

身体が柔らかくなるのもすぐにわかる。

この、体感的に分かってくることが自分を支えてくれた。

湧式呼吸法を学び始めた頃は、余りにも知らないことだらけで初めて知ることばかりだったのだが、身体は正直で、実践した分きっちりその結果を知らせてくれる。

それが、今までろくに学びごとが長続きしなかった私でも湧式呼吸法をやり続けられた理由だろう。

やったら、結果がともなうのだ。

実際に医学的にも証明されてきている。（『天体地』地湧社刊参照）

ゼロメモリ・体内感覚を増幅する

平野雅久

何度くりかえしたか分からないくらい沢山の失敗、慢心・傲慢に暴走し思い上がったあげく、不遜な発言や行動・所作で、錯誤の人となっていた私を、大伴由美子先生と大伴正総院長先生は、お二人それぞれのやり方で諭し、気づかせ、温かく導いて下さいました。湧式呼吸法を学んでいるつもりで、実は、その入口にすら立っていなかったことを、恥ずかしながら、今年はじめて悟らせていただきました。

気づきのカギとなったのは、2012年6月に沖縄で行われた大伴由美子先生の個人セッションを受けさせていただいた折、大伴正総院長先生から私の胸にグサッと投げられた『無視の槍』のひと突きでした。無視の理由が判らず、いったい何を諭されているのか、苦しい日々が続きました。翌7月にインストラクター講座で沖縄に行く直前に『無視の槍』の意味を得心する出来事があり、私は大伴正総院長先生から投げられた『無視の槍』は、院長先生の深い温かい配慮であったことに合点し、苦しい日々は瓦解しました。神奈川の患者さんご家族を大伴クリニックでのO－リング診断にご紹介した経緯がありまして、院長先生が写真診断の結果を手紙でそのご家族にお伝えになったのですが、その内容のコピーを山口県の私の家にも郵送して下さっていたのです。

その文面から伝わってくるものは、院長先生の患者さんへの真剣な接し方、いのちに対する畏敬の念、ていねいでやさしく、かつ、判りやすく「息・食・動・想」の自然の摂理を手書の文章で説明されようとする熱意。かといって裁判官ではありません。頑張りすぎなくてもいいんだよ、という配慮に満ちた思いやりでした。私が目指さなくてはいけないゴールはこのことだったのだ、と深く気づき、決意を新たにすることに迷いはありませんでした。

今、小さな一枚の絵が私の手元にあります。

２０１２年8月に沖縄で大伴由美子先生の個人セッションを受け、「静のワーク」の認定をいただいた後、ほぼ一日半がかりで由美子先生のご指導をいただいて完成した、世界で唯一つの私の「エネルギーの絵」です。

小さな15センチ四角の変てつもない「メモ用紙」が、最終的に素晴らしいエネルギーを秘めた「宝物の絵」に変身するとは。自分の手で仕上げたものなのですが、自分の手を通して、大きな力が働いて奇蹟が起こったのではないかと驚きました。

この絵を眺める時、瞬時に私の中では、絵を仕上げる間ずーっと継続し続けた、「天と地につながる」、「ジャンクション正常位置で最大共鳴」の状態が思い浮かび、自分をそこにリセットすることができます。絵を見て、自分の胸（私の場合）に感じる体内感覚が強くなる（エネルギーがアップする）かどうか、また、絵全体や特に絵の中心部にある黄色のマス目が、はっきりくっきり、さわやかに明るく見えるか、で、これまでOーリングでしか判らなかった「ジャンクション正常位置最大共鳴」のチェックができるのです。

絵を仕上げる作業を、由美子先生の指示に従って、ていねいに、ゆっくり、音をたてずに行うたびに、脳のシナプスが整えられ、エネルギーがさらに高まり、微細な情報をキャッチできるようになります。

すると、由美子先生からストップがかかり、「感をみがく」作業が始まるのです。それは、なにげない所作や想念のあり方によって、エネルギーが瞬時にマイナスになったりプラスになったりすることを体験し、ジャンクションの位置も簡単に上り下りする様子を確認しながら、究極の課題に取り組んでいくための下準備、内なる自分の声を聴くために体内感覚を増幅していく作業でした。

絵に最後の色ぬりを入れる直前には、由美子先生が床に並べられた10枚のエネルギーの絵の中から、私に一番プラスとなる絵を選ぶ試験が行われ、見事その絵を内なる自分の声によって選ぶことができました。10枚全てが由美子先生のエネルギーの絵ですから、プラスでないものは一枚もありません。それらの中でも、この私にとって№1のプラスのエネルギーの絵を選び出すことを、内なる自分の声は可能にするのです。

まるで人間のからだの中には、本当のその人（真我）がいて、人生の大いなる目的（使命）に向かって、常に正しい道を選択して生きていけるように、「ナビ」や「GPS」のようなものが備わっているようです。ただ、この体内感覚は、少しでも疑問や不安や迷いを抱いて、頭（マインド）を使ってしまうと、瞬間に聴こえなくなります。謙虚で内面がすがすがしく、自分の目を内側に向けることを常に忘れずにいることが肝要です。天と地につながりジャンクション正常位置最大共鳴だと、選ぶべき生き方や方向を教えてくれて、自分を育ててくれる。内なる自分の声を聴こうとしているときには、瞬間的にではありますが、部屋の空気感が違って明るくハッキリクリアになり、爽やかに感じる自分になります。自分に本当にくつろいでいることを発見します。

湧式呼吸法の実義は、この状態に自分をもっていくことにあるのではないでしょうか。

「天と地につながる」、「ジャンクションを正常位置に安定させ、かつ、最大共鳴」であることは、この実義へ向かうために不可欠な通過点（ゼロメモリ）になるのではないでしょうか。

今年、私はひとつの決意をしました。それは、「湧式呼吸法の基本中の基本に立ち戻って自分をリセットする」こと。そのためには、「呼吸する」ことを忠実に学び直すということです。鼻で吸って口から吐く、という単純なことにどんな奥深い真理があるのか。その基本が判らなくて、インストラクターとして、何を伝えていくことができるでしょうか。

また、精進をしたその先には、どんなゴールがあるのかも知りたいと思いました。

大伴正総院長先生は、このことについて、既にお話し下さっていました。

『そのためには、「インサイト（insight）」すること。傲慢があることで、それを見ながらいると、そして、それを忘れない限り、自分を育てる、自分を作ってくれる。唯々見ること。またやってるぞ、とやりながら見つめる。自分の内側に目を向ける。戻る位置（ゼロメモリ）に戻れることが大事。』

日常に生かされてこそ湧式呼吸法を学ぶ価値があると、何度も教わってきました。今年私は、「ゼロメモリ」が何であるか見せていただきました。

「生活の仕方」・「人との対応」・「物の扱い方」・「考え方」・「人をコントロールしない」・「その人がその人であることを大切にする」・「自分に自分でい続ける」・「俯瞰する目と普通の目を同時にもつこと」・「天と地につながり、ジャンクションを正常位置に保ち最大共鳴で、完璧な腹式呼吸で体心点を活性化させる。」

右、お約束いたします。


約20年間にわたり整体療術師として、幼児からお年寄りまで幅広い患者さんの施療に従事していますが、湧式呼吸法の効用を以下に述べさせていただきます。

マタニティ整体におきましては、
○ 安産になる（分娩時間平均3～数時間）
○ 産後の子宮収縮が早い（後産も楽になる）
○ 自然な陣痛がつく
○ 子宮口全開大へのスピードが早い
○ 骨盤の歪みが解消されお腹の形が整う

○ 産後の体重体型が戻りやすい

○ 産後の下腹部のモッコリお腹解消

○ 尿もれ・失禁が解消

○ 産後脱肛がスピード解消

特筆すべき臨床経験としまして、

○ 出産時の恥骨離開トラブル解消

知人の助産師さんの依頼で、恥骨離開8㎜～12㎜の施療例4件。その場で立つ、歩いてトイレに行ける、まで回復できます。手技にて骨盤調整後に体心点呼吸。

○ 軽度の前置胎盤でも無事出産できた症例が一例ありました。

○ 頭がスッキリして、産前産後のマタニティブルーやうつ状態が改善され、気持が前向きになる。

高齢者における臨床面での効用としまして、

○ 82歳（男性）Aさん　平成21年より来院。老人性膝関節症、めまい・高血圧・顎関節症・慢性肝炎・手に力が入らない・正座困難・股関節痛。初診時、長男に抱きかかえられて杖をついて来院。現在は、ひとりでバスを乗り継いで来院。

○ 72歳（女性）Nさん　平成20年3月より来院。メヌエル・椎間板ヘルニア・正座困難・もの忘れ・手指口唇にふるえ・臀部痛。現在では震えも止まっており正座可能。会話で言葉がつながる。

体心点を活性化することにより、体が軟らかく動かしやすくなり、脳や精神面の変化が必要に応じておこり、年齢を問わず速効が見られる。

呼吸法にプラスして、食べ物でも補い、さらに体を整体することで相乗効果がもたらされています。

第4章　体心点呼吸法の向かうところ

大伴正総

はじめに

〝気〟と呼ばれるエネルギーの存在に、私は以前より強い関心を持っておりました。日常の生活の中でも、その存在を感じさせられることは誰しものことでしょう。また東洋系の医療はその根底には〝気〟の概念がありますし、気功法では直接〝気〟を使って治療します。そして武道の世界に於て、達人は〝気〟の使い手として尊敬されています。しかし、こうした〝気〟についての論議やパフォーマンスに惹かれながらも、私は何か「いごこちの悪さ」を拭いきれませんでした。

一体〝気〟というものは人間やその他色々なものから出ているのか、それともそれらを介して出ているものならば、その源をどこに求めたらいいのか、といったことが不明なままとなっていることが「いごこちの悪さ」でありました。

また呼吸の仕方によっては、病気が軽快し、あるいは治り、更には健康を増進する—、ということもまた、私には解らないことでした。呼吸を通して、その内部で何が起こり、治療困難な、あるいは重症の人達が治癒に向かうのかについては、多くの事実を目にしても手がかりすら握めず、手も足も出ない状態が続いておりました。

【I】

入口は突然目の前に現れました。

2006年、トリノオリンピック、荒川静香選手。ことの起りは彼女のグラビア写真を眺めていた時のことです。女子フィギュアスケートの金メダリストとなった演技中の彼女の中心軸には強いプラスの〝気〟が流れているのに気づいたのです。思えば、その時私は人間についての新しい理解の入口に立っておりました（『天体地』大伴由美子・大伴正総著、地湧社刊を参照）。

その入口から続く道すじを辿れたのは次の二つのことに負っています。

一つは、呼吸法の核心を掴んでいて、それだけではなく色と形で表現することが出来るということを兼ね備えた稀な存在（本書の著者・大伴由美子）が身近に居たこと。もう一つは、Bi Digital O-Ring Test（BDORT：大村恵昭先生創始。1993年米国特許5188107）の存在です。この検査法はリアルタイムで非侵襲的に生体の内部情報を捉えることが可能です。私も長年臨床の場で使っておりました。

今までに解ったことを含め、本稿では骨盤腔内にある、私達が呼ぶところの〝体心点〟と脳や臓器を含めた全身的な活性化との関係、そしてその意義について触れてみたいと思います。

これまでに私達の身体機能を保つことには、大自然のエネルギーが決定的に関わっていることが解ってまいりました。それは—、

1　天の河銀河のエネルギー（天の気と略）

2　地球の内核〜マントル層のエネルギー（地の気と略）

3　太陽のエネルギー

4　月のエネルギー

5　1〜4までの全てを含むエネルギー（Eと略）

これら1〜5のエネルギーは、それぞれに色と形で表現された「絵」として表されています。これらの「絵」は、下降する天の気と上昇する地の気が身体に安定したエネルギーの中心軸を作る程充分に取り込まれている、いわゆる〈天と地に繋がった〉状態で描かれ、どの「絵」がどのエネルギーに対応するのかとの同定は、ＢＤＯＲＴの電磁波共鳴現象を使って行いました。

※Eについて。

ヒト胚子で、排卵後50日目頃（カーネギー発生段階20）まではこのEを受け発育するが、それ以降は、細胞・組織を最大限に活性化するエネルギーはそれぞれに1～4のいずれかのものへと次々に特化されていくようです。しかし、すべての特化が終了した段階に於いてもEで最大限活性化するところが残されています。主なものとしては、次の部位があげられます。

- 最大容量を示すのが骨盤腔内の体心点
- 脳幹、橋の背側に位置する青斑核
- 前頭葉の背外側前頭前野（DLPFC）
- 副腎髄質

【Ⅱ】

身体の細胞・組織は1～4のそれぞれに特化したエネルギーが作用することで最大の活性化を生じることが観察されますが（神経伝達物質、アセチルコリンやテロメア値の上昇をＢＤＯＲＴで確認)、これとは《別に》青斑核《せいはんかく》を介した活性化のルートが見られます。

青斑核は脳幹部の橋《きょう》にあり、中枢神経系の中でノルアドレナリン作動性の神経細胞を多数含む神経核で、「覚醒レベルの制御、選択的注意、ストレス、痛みの中枢性抑制、姿勢制御に関与する」(脳科学辞典より)とされています。

この青斑核を子細に調べますと、全身のそれぞれの組織に一致して最大の電磁波共鳴現象を示すところが特定できます。

今、もし消化器系あるいは泌尿器系などの組織に病的な所見がありますと、青斑核内のその組織に該当するところにも必ず異常が認められます。ここに青斑核を活性化するEを作用させますと、異常を起こしていた器官の組織も正常化いたします。この現象は、臓器に見られるばかりではなく、脳内の海馬や扁桃体、縫線核などにも及んでいて、青斑核におけるエネルギー(E)が増大するに従い脳は全体的に活性化されるものと強く推察されます。こうしたことから、青斑核は臓器や脳を含め全身的な〈活性化のネットワーク〉の中心的な役割、いわばスイッチの役目を荷っている可能性があります。

【Ⅲ】

では、同じEが関係する体心点と青斑核の関係はどのようになっているのでしょうか。骨盤腔内の体心点の文字通り一点にEがわずかに認められるという低いエネルギーレベルの状態もあります。更に〈天と地に繋がった〉状態、即ち下降する地の気が頭頂より、上昇する地の気が会陰部より十分に取り込まれ、剣状突起下約三横指のところ（この位置が合流点の正常位置）で合流し、さらにそれぞれがこの合流点を貫いて体外へと循環している状態になりますと、体心点にみられたEは骨盤腔内に大きく拡がり、そのエネルギー量を増大させ、やがてあふれるように上昇し、青斑核に達します。その到達したエネルギーによって青斑核の活性度は高まっていきます。

先に青斑核は、脳や臓器を含め全身的な活性化のいわばスイッチとなっていることを申しましたが、このスイッチはON—OFF式のものではなく、あたかも調光機能を持つスイッチのように、その活性度のレベルは段階的に上がり、それに伴って全身の活性化が引き起こされていきます。言い換えれば、全身の活性度は青斑核の活性度に依存し、青斑核の活性度は体心点のエネルギー（E）の量に依存していて、体心点のエネルギー（E）の量は、身体に取り込まれる天の気、地の気の量が決定している、ということです。

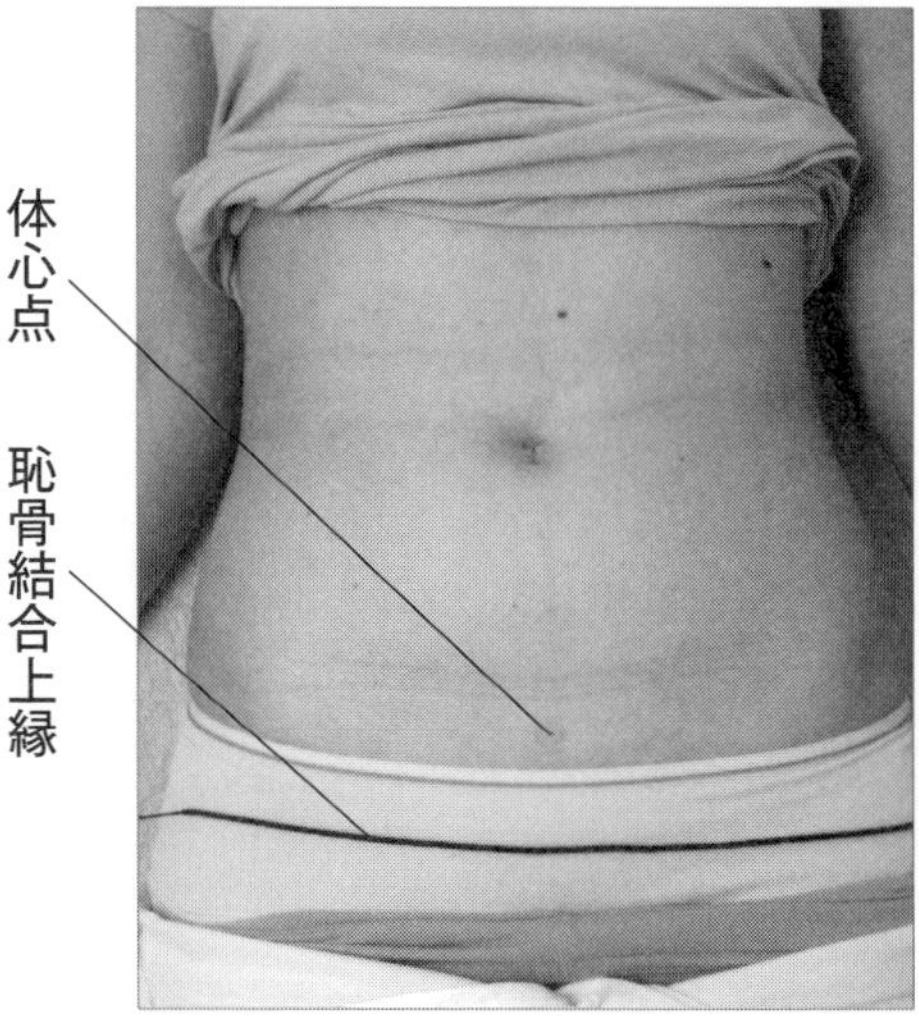

図1

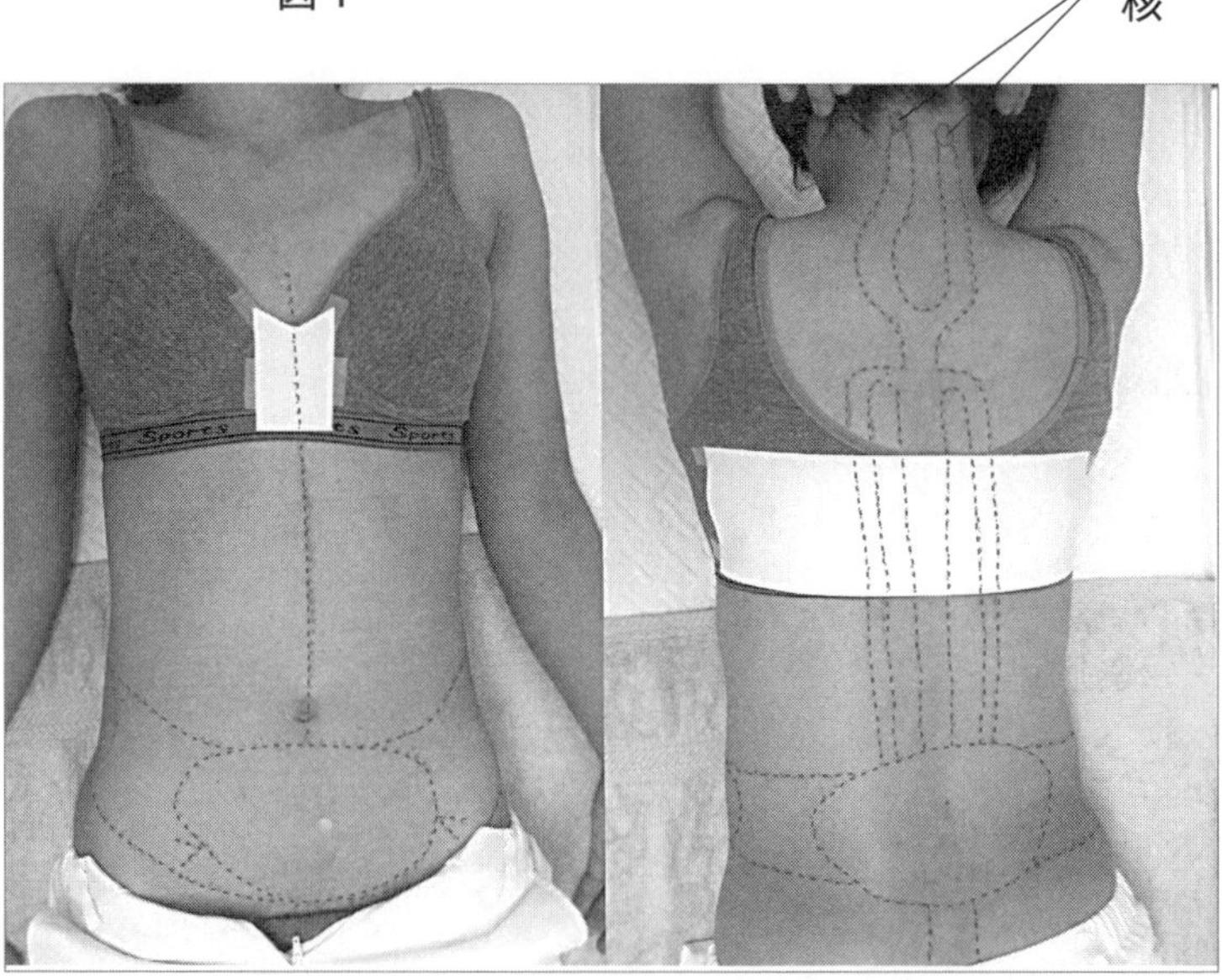

図2

【Ⅳ】

全身の活性度を高める青斑核を私達が直接、意図的に操作することは出来ませんが、体心点呼吸法を通じて、この全身の活性化のルートに介入していくことが出来ます。

この呼吸法は、呼吸＝意識＝身体技法（動的な、あるいは静的な）の三つを連携させているところに特徴がありますが、著者自らの身体感覚に導かれて誕生したものです。今では高齢の方、身体に障害のある人、妊婦さんなどにも取り組めるものとなっています。

呼吸、という途絶えることのない営みをテコに、始めは意識的に、しかし習熟するに従い無意識のレベルで、持続的に私達の身体を高度に活性化していく道が初期設定されていたと考えられます。

体心点のエネルギーが低下するに従い、頭頂より取り込まれる天の気が乏しくなり、それに伴って脳の機能もまた、落ちていきます。脳はエネルギーの受信機であるとともに身心の状態に深く関る送信機でもあります。脳の働きの状態は、自分自身について、また他者（外的世界）についての見方に影響し、ひいては将来・未来についての見方や姿勢にまでその影響は及びます。脳の働きが活性化することは、自らの潜在的な能力を

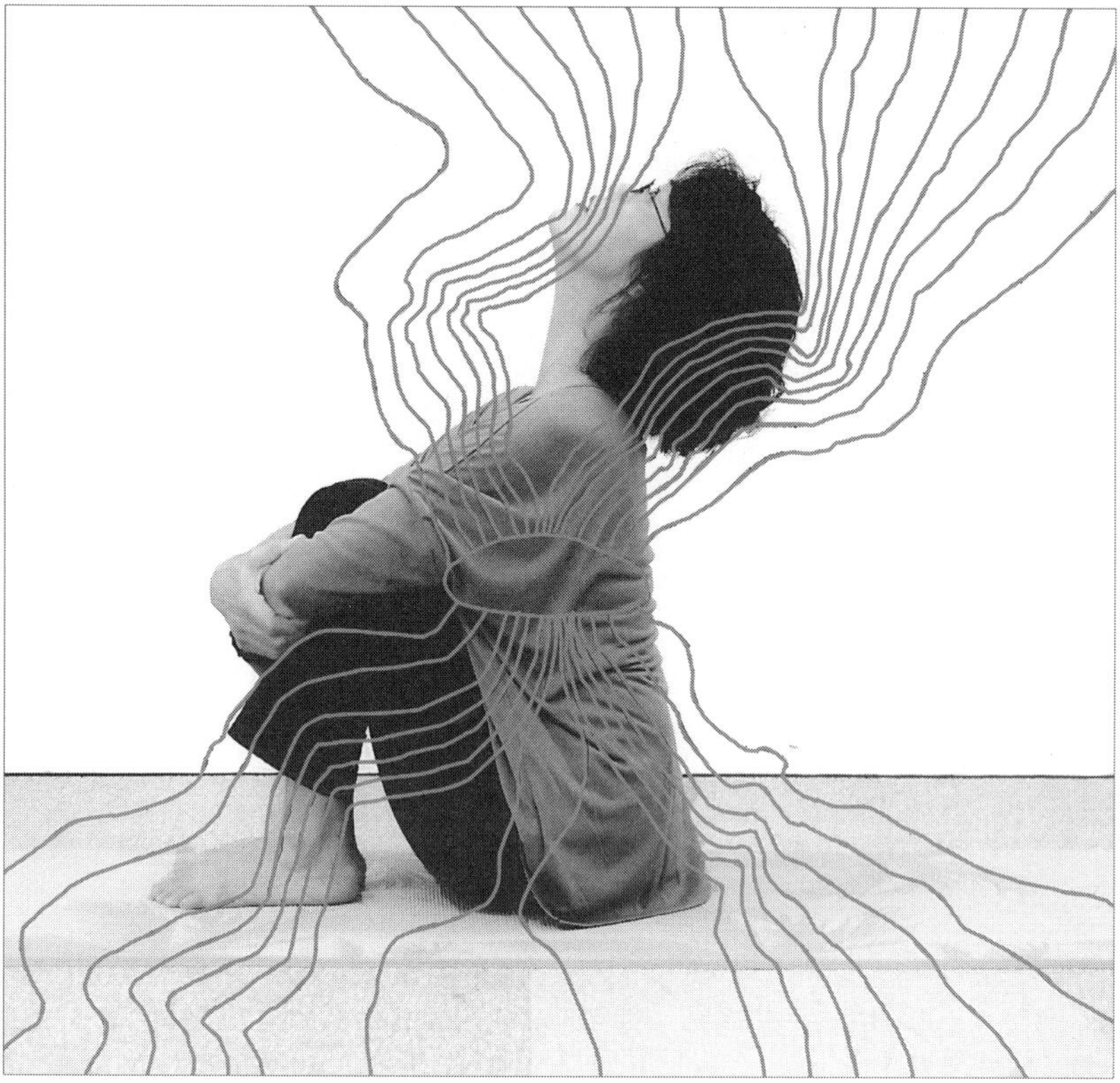

図３　〈天の気〉〈地の気〉の合流点

開花させ、今までよりも一層自分らしい、肯定的な人生を歩んでいく可能性までももたらします。

【V】

しかし、大切なことは、言葉による「解説」や「分析」ではなく、自らが生きる現実です。

私達一人一人は有限の生の中に在ると共に、はてしなき大自然の現れとしての存在です。大自然のエネルギーは、唯、働く力ということではなく、内に自らをデザインし、外に切れ目の無い『一』なる存在として自らを形成し、その姿を顕わしています。

極小から極大のものを生み出しながら、死と再生、無と有を繋ぐ大自然のエネルギーと共鳴・同調・共振する度合いが高まっていくに従って、私達は大自然のエネルギーそのものの中に融け去り、飲みこまれていきます。

有限の生を生きる意識と、『一』なる存在としての意識の出会いの中で、私達の生きる現実が新しく始まっています。

〈参考〉
・『図説バイ・ディジタルO－リングテストの実習』大村恵昭著　医道の日本社
・『「O－リングテスト」超健康レッスン』大村恵昭著　主婦と生活社
・『Newtonムック：ハッブル宇宙望遠鏡15年の新天文学』ニュートンプレス
・『徹底図解　地球のしくみ』新星出版社
・『地球の事典』ナツメ社
・『弓と禅』オイゲン・ヘリゲル著／稲富栄次郎・上田武訳　福村出版
・『無我と無私』オイゲン・ヘリゲル著／藤原正彦監訳・藤原美子訳　ランダムハウス講談社
・『脳・脊髄カラーアトラス　原著第2版』Marjorie A. England, Jennifer Wakely著／杉本哲夫・宝谷剛志訳　エルゼビア・ジャパン株式会社
・『ヒトの脳：神経解剖学・組織学アトラス』平田幸男著　文光堂
・『新ポーズカタログ1　女性の基本ポーズ編』マール社編集部　マール社
・『天体地 Sky Body Earth』大伴由美子・大伴正総著　地湧社

●著者プロフィール

大伴由美子（おおとも ゆみこ）
1947年東京都生まれ。中学校教諭を経てピアノ教室を主宰。2001年まで合唱団指揮者として活動。その傍ら水墨画を故・宮城健盛氏に師事。現在ヒーリングアートスペース「ハピーハンド湧」及び「湧瞑想呼吸・体心点呼吸研究室」を主宰。瞑想、呼吸法、ボディワーク、絵画療法の指導などを通し、多くの人たちの心身の健康回復と、自分らしい生き方を発見してかけがえのない人生を踏み出すお手伝いをしている。自らの身体のうちに具わる潜在能力をもって開発されたオリジナルの「湧式呼吸法」は、広く支持を得て沖縄をはじめとして、全国でワークショップが開催されている。著書に『天体地　エネルギーの交差点』『自分へと続く道　体心点の発見』（地湧社）。

体心点呼吸法《たいしんてんこきゅうほう》

2013年7月31日　初版発行

著　者　大　伴　由　美　子

発行者　増　田　正　雄
発行所　株式会社 地湧社《ちゆう》
東京都千代田区神田北乗物町16　（〒101-0036）
電話番号　03-3258-1251　郵便振替00120-5-36341

装　幀　石渡早苗
組　版　宇治晶
印　刷　シナノパブリッシングプレス

万一乱丁または落丁の場合は、お手数ですが小社までお送り下さい。
送料小社負担にて、お取り替えいたします。
ISBN978-4-88503-225-7 C0095

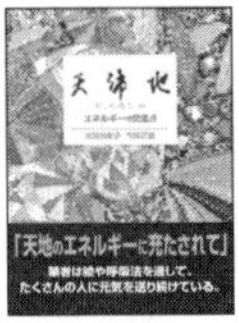

天体地

エネルギーの交差点

大伴由美子 大伴正総

四六変型/112ページ

沖縄で呼吸法教室やアート療法を行う著者が、見る人の元気を引き出し、眠っていた能力、感覚、感情などを呼び覚ます不思議な絵を描きはじめた。その絵37点とともにエネルギーの秘密に迫る。

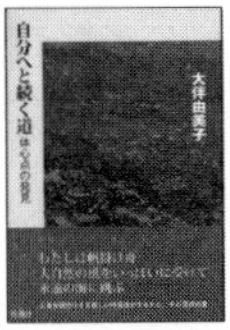

自分へと続く道

体心点の発見

大伴由美子

四六判/160ページ

現代人の多くは、自分の生きる道をつかみきれずに、もやもやと生き方さがしをしている。著者は様々な治癒的能力が自分に具わっていることに気づき、それを探る。

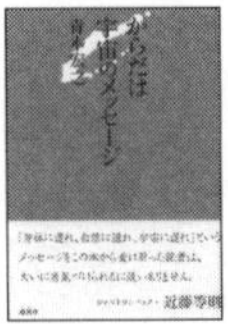

からだは宇宙のメッセージ 新装版

青木宏之

四六判/208ページ

人間のからだを謙虚に学べば、そこに宇宙の真理がある。からだを思いきりひらいて、自然な動きを導き出す「新体道」は、全生命が一体であることを証明する。

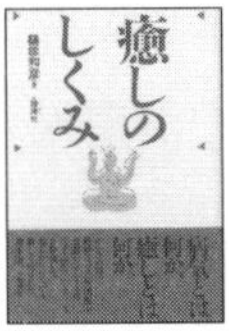

癒しのしくみ

樋田和彦

四六判/192ページ

病気とは何か、癒しはなぜ起きるのか。O–リングテスト等ユニークなテスト法を駆使して、体の絶妙なバランス機能を明らかにする。心と体のつながりを捉えながら、癒しの全体像を映し出す。

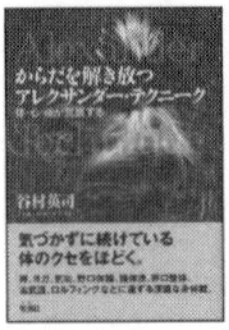

からだを解き放つアレクサンダー・テクニーク

体・心・魂が覚醒する

谷村英司

四六判/248ページ

アレクサンダー・テクニークを実践・指導してきた著者が、禅やヨガといった東洋的な修行法の考え方と結びつけて、その本質を日本人にわかりやすく解き明かし、独自の身体観を提唱した野心作。

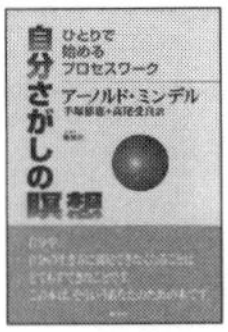

自分さがしの瞑想

ひとりで始めるプロセスワーク

アーノルド・ミンデル

手塚郁恵・高尾受良訳

四六判/224ページ

夢、からだの感覚、自然に出てくる動き、さらに雑念から人間関係まで、ありのままに受けとめることから自分をより深く知り、囚われのない「今」を素直に生きるためのマニュアル。

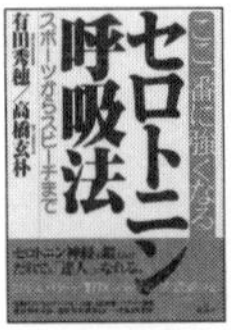

ここ一番に強くなる セロトニン呼吸法

スポーツからスピーチまで

有田秀穂・高橋玄朴

四六判/192ページ

セロトニン研究の第一人者である生理学者と、丹田呼吸法の指導者が、丹田呼吸法が「平常心」を保つのになぜ効果的なのかを、セロトニン神経の働きを通じてわかりやすく解説。

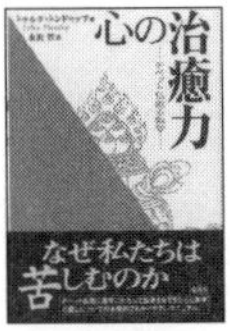

心の治癒力

チベット仏教の叡智

トゥルク・トンドゥップ

永沢哲訳

四六判/320ページ

日常的に感じる身心の苦痛や問題をどう受け止め、どう手放すか？　さらにその苦しみを糧として自由に生きるには？　チベット仏教をベースとした体と心の癒しを語る懇切丁寧なマニュアル。

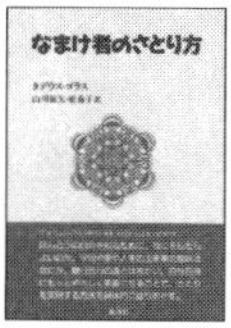

なまけ者のさとり方

タデウス・ゴラス
山川紘矢・亜希子訳

四六判 /128 ページ

本当の自分を知るために何をしたらよいのか。宇宙や愛の意味とは何か、難行苦行の道とはちがい、自分自身にやさしく素直になることで、さとりを実現する方法を具体的に語る。

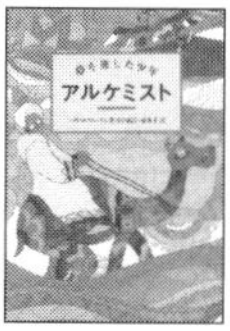

アルケミスト

夢を旅した少年
パウロ・コエーリョ
山川紘矢・亜希子訳

四六判 /208 ページ

羊飼いの少年サンチャゴは、ある日ピラミッドのそばで宝物を見つける夢を見る。夢を追ってエジプトに渡った少年は、砂漠で錬金術師の弟子となる。旅はいつしか自己探求の旅となって…。

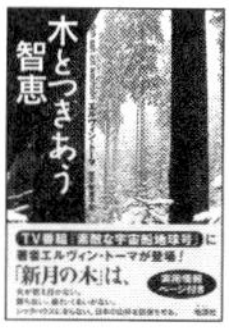

木とつきあう智恵

エルヴィン・トーマ
宮下智恵子訳

四六判 /264 ページ

新月の直前に伐った木は腐りにくく、くるいがないので化学物質づけにする必要がない。伝統的な智恵を生かす自然の摂理にそった木とのつきあい方を説くと共に、新月の木の加工・活用法を解説。

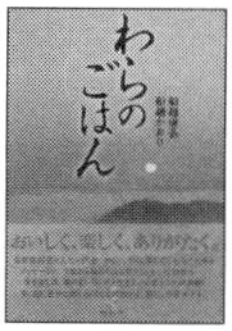

わらのごはん

船越康弘・船越かおり

B５判 /168 ページ

自然食料理で人気の民宿「わら」の玄米穀菜食を中心とした「重ね煮」レシピ集。オールカラーの美しい写真とわかりやすい作り方に心温まるメッセージを添えて、真に豊かな食のあり方を提案する。

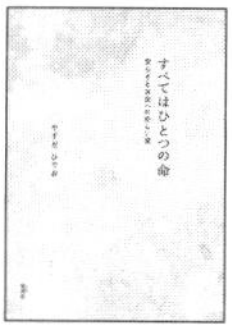

すべてはひとつの命

安らぎと自由への新しい道
やすだひでお

四六判 /192 ページ

真の安らぎのなかで生きていくためには…。そもそも私たちの心や命とは何なのか。宗教や哲学で永く追い求めてきたテーマを、感性と理性の絶妙なバランスで誰でもわかるようにやさしく描く。

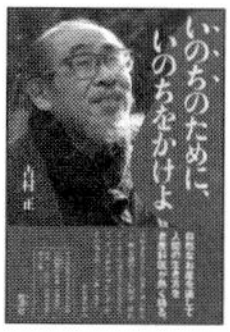

いのちのために、いのちをかけよ

吉村正

四六判 /248 ページ

産科医として50年あまりにわたり自然出産を見つづけてきた著者が、現代の医学や経済の問題点を根本から指摘し、感性的認識を取り戻して自然に生きることの大切さを、ユーモアをまじえて説く。

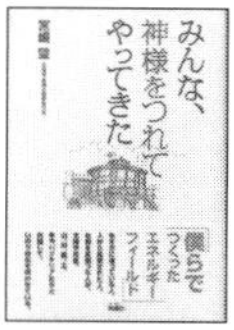

みんな、神様をつれてやってきた

宮嶋望

四六判 /224 ページ

北海道新得町を舞台に、様々な障がいを抱えた人たちとともに牧場でチーズづくりをする著者が、人と人のあり方、人と自然のあり方を語る。格差社会を超えた自由で豊かな社会の未来図を描く。

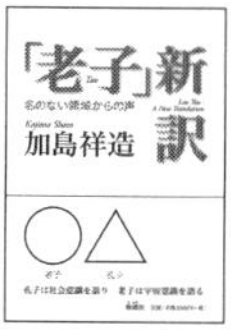

「老子」新訳

名のない領域からの声
加島祥造

四六判 /224 ページ

新たな境地に立った著者が、「老子道徳経」81章をさらにシンプルでストレートな詩で紡ぐ。まるで、2500年前の老子がすぐとなりにいて、語りかけてくるような生きた言葉が躍る。